U0303831

"细胞生物惊奇事件簿" 编委会

边惠洁　陈建国　陈晔光　丁小燕　冯新华　高绍荣

高　翔　季维智　焦雨铃　李　斌　李朝军　李劲松

李　霞　刘春明　刘光慧　罗凌飞　任海云　石　磊

徐楠杰　徐　璎　杨　瑾　杨中州　姚雪彪　钟　清

周天华　朱剑虹

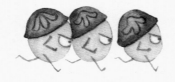

药物的体内奇幻漫游

陈晔光 / 主编

朱亮 侯丽娜 徐光旎 / 著

李立早 / 绘

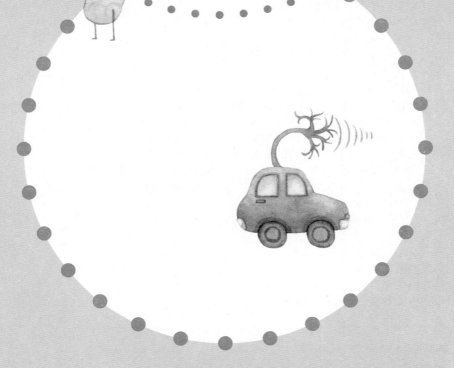

南京大学出版社

图书在版编目(CIP)数据

药物的体内奇幻漫游 / 陈晔光主编 ; 朱亮, 侯丽娜, 徐光旎著 ; 李立早绘. -- 南京 : 南京大学出版社, 2022.3
（细胞生物惊奇事件簿）
ISBN 978-7-305-25091-0

Ⅰ. ①药… Ⅱ. ①陈… ②朱… ③侯… ④徐… ⑤李… Ⅲ. ①药物—少儿读物 Ⅳ. ①R98-49

中国版本图书馆CIP数据核字(2021)第217782号

出版发行　南京大学出版社
社　　　址　南京市汉口路22号　　　　邮　　编　210093
出 版 人　金鑫荣
项 目 人　石　磊
策　　划　刘红颖　田　雁

丛 书 名　细胞生物惊奇事件簿
书　　名　药物的体内奇幻漫游
主　　编　陈晔光
著　 者　朱　亮　侯丽娜　徐光旎
绘　 者　李立早
责任编辑　洪　洋　　　　责任校对　邓颖君
终审终校　杨天齐　　　　装帧设计　城　南

印　　刷　苏州工业园区美柯乐制版印务有限责任公司
开　　本　715mm×1000mm　1/16　印张　10.75　字数　150　千
版　　次　2022年3月第1版　2022年3月第1次印刷
ISBN 978-7-305-25091-0
定　　价　34.00元

网　　　址：http://www.njupco.com
官方微博：http://weibo.com/njupco
官方微信号：njupress
销售咨询热线：（025）83594756

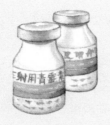

探索细胞的奥秘

陈晔光

中国细胞生物学学会理事长

地球上的生命五颜六色、丰富多彩，所有这些形形色色的生命现象和活动都是通过细胞体现出来的，因此，细胞是生命活动的最基本的结构和功能单元，也是我们理解生命现象的切入点。

中国细胞生物学学会是隶属于中国科协的全国一级学会，吸纳了从事细胞生物学及其相关学科的广大科技工作者，目前有近 2 万名会员。学会下设 9 个工作委员会和 18 个专业分会，覆盖了细胞生物学各个领域。学会一直致力于促进细胞生物学的发展，为国内外科学家提供学术交流平台，以多种形式组织各类学术活动，有力推动了细胞生物学领域的交流与合作。学会通过举办各类培训班，致力于提升我国细胞生物学的教学水平，并助力青年科技人才的成长。同时，学会与多个国际学术团体建立了良好的合作关系，促进了我国细胞生物学的国际交流与合作。在科普方面，学会不断努力、积极探索，通过搭建多种形式的科普交流平台，向公众普及细胞生物学的相关知识和最新科研成果，包括每年在全国范围内开展面向公众的实验室开放日活动、科普大师校院行以及一年一度的诺贝尔生理学或医学奖和诺贝尔化学奖解读讲座等一系列活动；此外，我们还建立了多个科普教育基地。

"细胞生物惊奇事件簿"系列科普图书是中国细胞生物学学会与南京大学出版社的合作项目，通过出版细胞生物学系列科普图书，向公众普及细胞生物学相关知识，特别是与人们的生活、身心健康息息相关的知识。第一批出版的书包括《你的生物钟是几点？》（徐璎教授等著）、《基因狂想曲》（许兴智教授等著）、《药物的体内奇幻漫游》（朱亮教授等著）等，这些图书的编著者都是相关领域的知名专家，他们用通俗易懂的语言介绍了什么是生物钟，生物钟对人和动植物生命活动的影响，基因的损伤与细胞功能变化、疾病发生的关系，药物如何进入细胞、在人体内如何起作用，等等。

出版"细胞生物惊奇事件簿"系列科普图书是本学会在科学普及方面的一种新尝试，我们希望通过出版更多的、覆盖不同专题的优秀科普图书，向公众普及细胞生物学相关知识，同时也殷切希望更多的科技工作者能加入科普队伍当中。

最后，我衷心希望，你们也能跟我一样，喜欢这些通俗易懂的科普图书！

2021 年 12 月 2 日

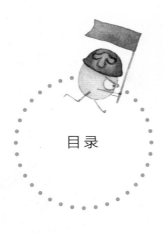

目录

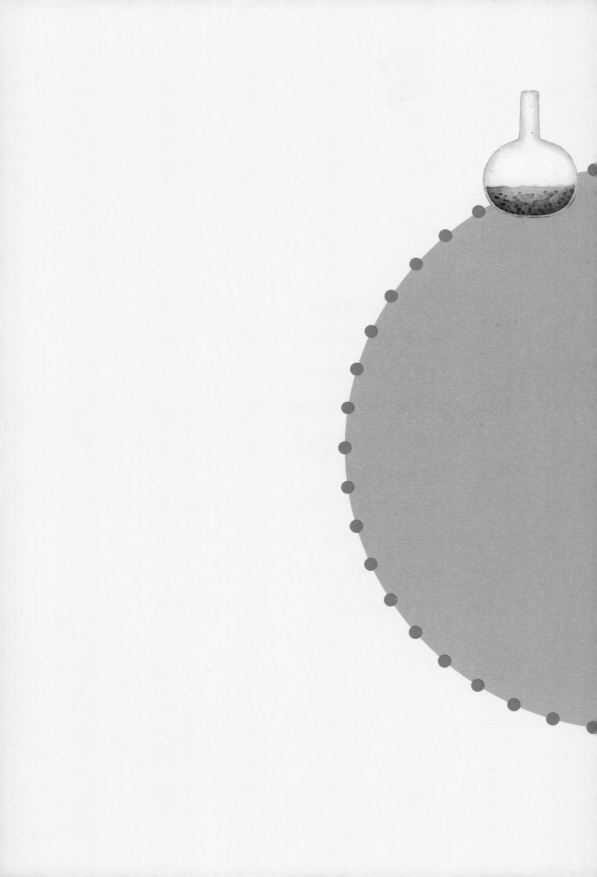

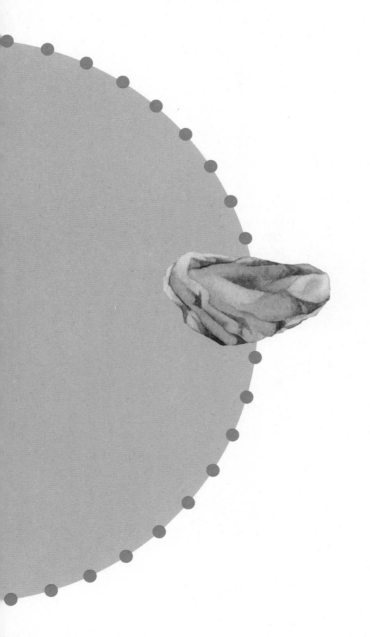

第一章　药物体内旅行——我们从哪里来

侯丽娜

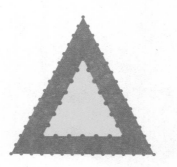

自从益智登山盟，王不留行送出城。

路上相逢三棱子，途中催趱马兜铃。

寻坡转涧求荆芥，迈岭登山拜茯苓。

防己一身如竹沥，茴香何日拜朝廷？

　　看过古典名著《西游记》的朋友们，还记得唐僧的这首诗吗？这首诗是唐三藏取经路的写照。你是否发现这首诗中暗藏了九味中药的药名呢？每个中药名在诗中都有特定的含义："益智"指"意志"，"王不留行"指"太宗送别"，"三棱子"指"三个徒弟"，"马兜铃"指"白龙马"，"荆芥"指"境界"，"茯苓"指"佛灵"，"防己"指"自己的劫难"，"竹沥"指"逐历"，"茴香"指"回乡"。《西游记》的作者吴承恩老先生是位杏林"大咖"，其实作为中华儿女，我们每个人几乎都能报出几个耳熟能详的中药名来。药物的发现史是人类对抗疾病的史诗，然而你知道药物究竟是从何而来的吗？现在就让我们变身缩微人，跟随药物宝宝们开启它们本次体内旅行的第一站——药物的来源。

3

植 物

"药"字偏旁为草字头，且英文 drug 本意也是"干枯的草"的意思，最早发现的药物都来源于植物。

古时候药物的发现极具偶然性。由于生产力低下，人类误食毒物的现象时有发生，然而有些时候却有相反的医治效果。相传神农氏看到子民们深受疾病困苦，立志以身试药，尝遍所有的疑似药草，最夸张的时候他一天中了 72 种毒（还好有解药）。这位悲壮的勇士最后死于断肠草。虽然神农氏的故事传说成分较多，且史料散逸，但到了东汉时，《神农本草经》终于成书传世了，书中收录了 365 种中药，这是世界上现存较早的药物专著。

大家一定都听说过《本草纲目》，它是一部闻名中外、影响深远的药学巨著。"本草"是中药药物的总称。作者李时珍是位医生，行医时他发现古医书中对药物的描述有很多错漏，于是他带着问题、背着行囊开启了 27 年的艰苦实践之旅。他走万里路，访遍大江南北，还虚心向劳动人民请教，终于写成了《本草纲目》。全书共搜集药物 1892 味，其中植物药1195种，是中国古代药物发展成熟的代表作，在18世纪被译为多种语言流传世界各地。下面举几个例子吧！

杜鹃花 它拥有灿烂的外表，可你知道吗？它美丽外表下其实是蛇蝎的心肠呢。杜鹃花种属多毒性剧烈，常常导致人畜中毒，其中以一种叫羊踯躅的种类毒性最大，《神农本草经》中将其列为"大毒"。可人们在实践中发现，羊踯躅可以缓解"腰脚骨痛、手臂痛"，羊踯躅的枝叶还可作为"土农药"，具有良好的杀虫效果。李时珍就在《本草纲目》中记载：根主治风湿性关节炎、跌打损伤；叶或花捣烂敷治皮炎、癣疮。

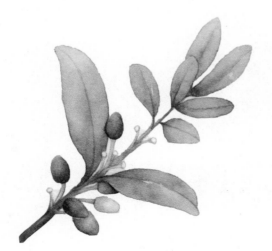

提起**古柯**相信没几个朋友能了解，但是大名鼎鼎的提神性饮料恐怕人人都喝过吧，古柯曾经可是它的原材料呢！大约在公元前3000年的印加帝国，人们发现古柯能减轻饥饿

感和疲劳感，还能治牙痛，于是将其视作神的礼物。1886 年，约翰·潘伯顿发明了可口可乐。它被宣传为"有价值的脑部滋补品和各种神经病痛的治疗品"，"展现古柯的美德"的温和饮品，瞬时风靡全球。由于古柯的活性成分可卡因具有成瘾性，后来的配方则将其去掉，加入了低可卡因的古柯属植物原料。

2015 年诺贝尔生理学或医学奖被授予中国科学家屠呦呦，因其发现了新型抗疟药青蒿素。屠呦呦的灵感来自一本叫《肘后备急方》的古书，书中记录用青蒿泡水能治疟疾。经过艰苦的科学实验，我们的科学家终于找到了合适的植物——黄花蒿，利用特定的提取方法，从其中提取出了抗疟药的重要成分——青蒿素。

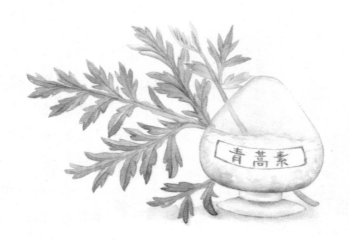

动 物

很多文明古国在历史上都曾使用过动物药。古埃及的医书上记载着，用动物和人的粪便、脑浆涂抹在体表可以"驱魔"；用蜥蜴、鳄、鹈鹕和婴儿的粪便可治疗眼疾。我国应用动物药历史更悠久，4000年前甲骨文中就有记载，《神农本草经》收载了67种，《本草纲目》收载了461种。虫鱼鸟兽、指甲、皮毛、粪尿皆可入药。我们的祖先总结出一条"吃啥补啥"的民间规律，吃血补血、吃肺补肺、吃脑补脑。而且在起名字方面，无论什么东西，都能冠上优雅的名字。比如，"蚕沙"是"蚕屎"，"夜明砂"是"蝙蝠粪"，"望月砂"是"兔粪"，"五灵脂"是"鼯鼠粪"，"黄龙汤"是"人屎"，"还原汤"是"人尿"，"紫河车"是"胎盘"，等等。动物药因为有很多不可替代的优势，在当代临床中依然被广泛使用，例如蜂蜜用于滋阴，羊肝用于治夜盲症，蝎子用于治疗风湿病，阿胶用于补血，冬虫夏草用于调节免疫功能等。

随着时代的演变和科技的进展，现代科学家可以利用动物药的起效原理，提取或合成其中的有效成分，制成新型药物应用在病人身上。牛胰岛素是牛胰脏分泌的一种激素，可以调节血糖。1965 年，中国科学院的科学家在世界上第一次用人工方法合成出牛胰岛素。再如各类疫苗，简单原理就是用去掉毒性或降低毒性的病原体（如病毒），注入鸡蛋胚胎，产生抗体后提纯、精制而成疫苗药，它能够帮助我们抵御某些疾病（如狂犬病、流感、乙肝等）的感染。从本质上讲，上述这些都是动物药的衍生品。

矿 物

矿物药自古以来就是中药材的重要组成部分。《周礼》就曾记载了"五毒"（石胆、丹砂、雄黄、矾石和磁石）。《本草纲目》收录了222种矿物药。下面我们就列举几个矿物来源的药物吧！

首先，我们来了解下砒霜。砒霜民间俗称"鹤顶红"，使用方法见四大名著（比如武大郎就是被它毒死的）。砒霜学名三氧化二砷，是一种矿物——红信石经升华而得的精制品。其实，只要掌握好用量，剧毒也可变良药。砒霜自古被中医用在祛痰、杀虫等方面。在20世纪90年代，上海瑞金医院的研究团队将砒霜的有效成分应用在急性早幼粒细胞白血病

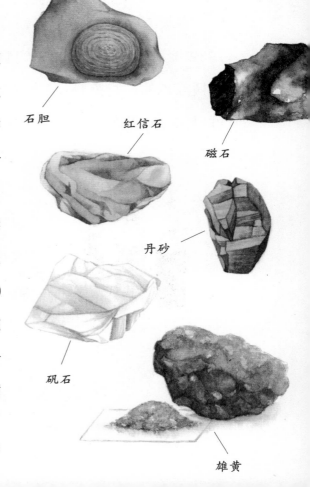

石胆

红信石

磁石

丹砂

矾石

雄黄

上，取得举世瞩目的成果，使90%以上患者可以得到临床治愈。

石膏这种矿物大家并不陌生，它在骨折固定上的应用很常见。石膏入药始见于《神农本草经》，具有清热泻火，除烦止渴的功效。石膏也是东汉《伤寒论》中"白虎汤"的重要组成药物，主治高热病人。

还有一种石头，叫蒙脱石，它具有较高的吸水膨胀能力，进入肠道以后可以吸附在肠黏膜上，起到保护胃肠黏膜的作用，可以减少食物中的病菌对肠黏膜的刺激，所以有止泻的作用，用于治疗成人及儿童急、慢性腹泻。

在没有抗生素的年代，人们常常会因细菌感染而死亡。1932年，德国人多马克在实验中发现了一种叫作"百浪多息"的橘红色的矿物染料，在打入感染了链球菌的小白鼠腹腔后，可以阻止小鼠发生败血症。1935年，多马克唯一的女儿因感

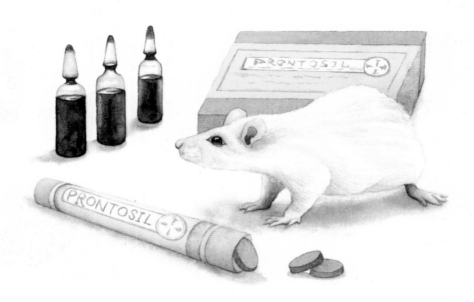

染了链球菌生命垂危。紧急关头，多马克让自己的女儿服用了"百浪多息"，不仅挽救了爱女的生命，也开启了第一种磺胺药物"百浪多息"的广泛应用。1939年，多马克获得了诺贝尔生理学或医学奖。

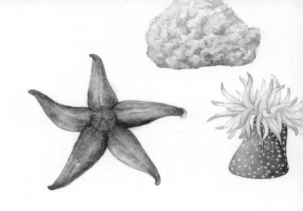

向大海求医问药

我国是世界上最早应用海洋药物的国家。《黄帝内经》中记载用乌贼骨做成丸药，配鲍鱼汁服用可以治血枯病。《神农本草经》中收载海洋药物约 10 种，《本草纲目》中记载海洋药物达 90 多种。

现代科学家已经从海洋生物海葵、海绵、腔肠动物、棘皮动物等体内分离得到多种治疗成分。比如说，从海绵中获得的抗癌成分合成抗癌药物——阿糖胞苷，目前已在临床广泛应用；从鲸鲨软骨中提取的 6- 硫酸软骨素具有降血脂、抗动脉硬化的作用；从黄海葵中提取的海葵毒可作为新型强心药物等。另外，海带、海参、珍珠等海洋生物还是药食兼用的资源呢。

中国上海的科学家们从海藻中提取了一种分子"甘露寡糖二酸"，代号 GV-971，在顺利完成临床试验后，已于2019 年 11 月上市。该药是全球第 14 个海洋药物，也是中国科学家自主研发的第一个阿尔茨海默病新药，该药举世瞩目，因为其填补了这一领域全球 17 年无新药上市的空白。

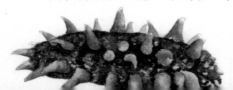

化学合成和生物合成

　　化学合成药物是具有明确元素组成和化学结构的化合物，其发展是伴随着人类在物理、化学领域的突破而来的。霍奇斯特公司在1881年利用苯联氨（一种黄色染料）制造出化合物安替比林。1886年，拜尔公司从染料生产的副产品中发现了具有解热、镇痛作用的化合物非那西汀。此后，大量的化学药物开始被研制出来，比如吗啡、奎宁、烟碱、阿托品、可卡因等，为化学药品的发展奠定了基础。化学合成药的生产方法有全化学合成和半化学合成两种。全化学合成化学药物可以说是"试管里制造的药物"，是经各种不同的化学反应制得的，如磺胺药、各种解热镇痛药、维生素、小分子抗癌药等；半化学合成药物，是以具有一定基本结构的天然产物作为中间体进行化学加工而得的，如激素、半合成青霉素等。

　　与传统的化学制药具有环境污染和危险性等问题相比，生物制药方法要温和得多。所用技术包括发酵技术、细胞培养技术、酶技术及基因技术。生物合成药物利用生物体、组织、细胞、体液等制造药物，比如用基因工程技术制得胰岛素，用不同微生物发酵制得维生素和抗生素等。用生物技术方法研制药物是 21 世纪最新的领域之一。人血白蛋白是最早从人血浆中提取并大规模生产应用的血液制品，是有"救命药"之称的特殊临床急救药品。自 1981 年 Lawn R. M. 首次报道了重组白蛋白在大肠杆菌中获得成功表达，至今注射用重组白蛋白仍在临床试验中。此外，当代科学家甚至已经开始尝试运用基因重组技术制造 DNA 药物或疫苗，运用干细胞技术治疗恶性肿瘤等。

我们现今所用的药物，有些是人类几千年文明的结晶，有些是中外药学家几代人艰辛实验的成果，如果你有兴趣寻找，就会发现每一种药物背后都有个深沉的故事。了解完药物的来源，本站的旅行也结束了，我们就要和药物宝宝们奔赴下一站——穿新衣了。祝朋友们旅途愉快！

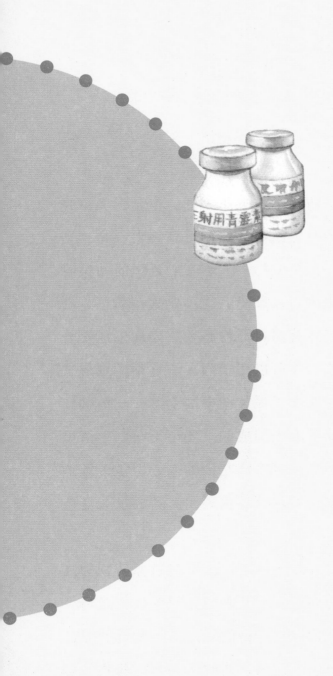

第二章　我们穿上新衣服

祁红

上一章，大家知道了药物是从哪里来的。但是，无论是什么来源的药物，都不能直接给病人使用。请想象一个生活在 21 世纪的现代人，若是像古人一样动辄把新鲜的动植物捣碎敷在伤口上或是活生生吞入肚里，岂不是太落后了，费时费力又不卫生。因此，所有原料药物必须首先加工成符合医疗实际需要的应用形式，才可以用于病人。这种应用形式就是剂型。我国在商朝就出现了最早的中医剂型——汤剂，它是把药材浸泡后，用药罐煎煮制成的。还记得吗？生活里我们用"药罐子"比喻那些经常生病吃药的人。但是，汤剂味道较苦，喝的量又较多，而且要现煎现用，存放过久会造成药液变质，保存和携带都不太方便。

众所周知，药物使用的关键不仅在于正确选择药物的品种，还必须准确掌握用药的量。用药必须按照医生的嘱咐，一天用几次，一次用多少量都有严格的规定。药物剂型保证了药物用量准确以及方便病人使用，同时还增加了药物的稳定性，便于保存和携带。

药物剂型就像是一个人丁兴旺的庞大世界，里面有口服剂型王国、注射剂型王国、眼部给药剂型王国、皮肤给药剂型王国等众多王国。口服就是生活里我们经常说的"吃药"，药物被吞咽后，经过食道，然后在胃肠道被吸收并发挥作用。以口服剂型王国为例，又可以分为片剂（药片）、胶囊等许多大部落。其中，片剂部落又分为包衣片、泡腾片、缓释片、控释片等许许多多小部落，真是令人目不暇接。

以包衣片为例：药物粉末或颗粒经过压缩，被制成各种形状，再在外面包上各种包衣，这就好比给药物宝宝穿上了衣服。不同剂型，穿的"衣服"也不同。药物的这些"衣服"，不仅美观，而且有许多非常重要的功能，可以使药物宝宝能更快地到达战场，与疾病作战。现在，科学家们开动脑筋，研制出了许多具有不同功能的新"衣服"。那么，这些"衣服"到底有哪些奇妙的功能呢？下面，就让我们一起跟随药物宝宝小明和郑博士去口服剂型王国和注射剂型王国探个究竟吧。

口服剂型王国

说到用药，最常用的就是口服药物，小明和郑博士的第一站来到了口服剂型王国。小明眼尖，发现有的药片宝宝的衣服上印着数字，于是问道："博士，这数字是什么意思呀？"

博士回答说："药片上刻着的内容，通常是这个药的名称或代号，或者是药的含量。比如，用于治疗高血压的美托洛尔片上刻着的 25，就表示一片药片含有美托洛尔 25mg。人们吃药的时候只要留心吃了几片药，就知道吃了多少量。小明你看，做成药片多方便呀，轻松解决了用药量是否准确的问题。不然，每次吃药都要找个秤来测量药量，那可就太麻烦了！"

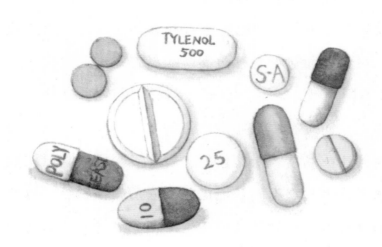

"博士，药片当中有一条划痕，这是派什么用场的呢？"

"这道划痕是为了让药片容易被掰开设计的，只要有这道划痕，药片就可以一掰为二。如果一片药是 25mg 的话，那么，半片药就是 25mg 的一半，即 12.5mg。"

突然，小明捂住鼻子，抱怨道："这是什么气味呀？太难闻了吧！"

郑博士笑着说："这是药物宝宝发出的味道，有些药物的气味确实不太好闻，很呛鼻子。还有一些药物，比如小檗碱，天生味苦，虽说良药苦口利于病，但是，不好的气味和味道的确不遭人待见。"

"博士，我知道小檗碱，它又叫黄连素。我上次拉肚子的时候，吃过这种药。可是，我记得那个药一点也不苦呀。"

郑博士解释道："这是因为它被做成了小檗碱糖衣片，就是在小檗碱的外面裹了一层蔗糖做成的甜甜的包衣，就好比给药物严严实实地裹上厚厚的衣服。"

"我明白了，博士，难怪我感觉不到那些不好的气味和味道了。"

"是的，小明，良药不再苦口，病人服药的依从性就大大增加了。"

"博士，什么是依从性？"

"就是病人愿意听从医生的嘱咐，按时吃药。依从性对于保证药物治疗效果可是必不可少的。"

郑博士接着介绍道："你瞧见那个叫 β - 胡萝卜素的药宝宝了吗？它可娇气了，又怕晒又怕热。它穿上胶囊衣服后，就叫作 β - 胡萝卜素胶囊。再也不用担心见光'死'（分解）了。"

"小明你看，这些药物的衣服五颜六色，不仅美观，还方便识别。这些衣服还有很多特殊功能，敢不敢和我一起去人的身体里实地见识一下？"

小明兴奋地说："好呀，正合我意。"

话音刚落，刚好看见一位病人正拿着水杯吃药，小明和博士也跟着进到那位病人的口腔。他们顺着水流，又滑进了食道，来到了胃。天哪，胃里的场面相当混乱，就好像上下班时拥挤的地铁，吃进去的各种食物在胃里把可怜的药宝宝推来搡去，小明也被夹在食物当中，嘴里嚷嚷着"借过，借过"，但是身不由己，他被挤得动弹不得，怎么也走不快。

博士一边使劲拉着小明，一边说："小明，记住了，我们要往小肠的方向走。药物都是在小肠被吸收进入血液循环，然后分布到全身发挥作用的。"

"加油，小明，口服的药物大多都要经历一段艰辛的跋涉，从胃进入小肠，但是，你也看见了，在胃里有很多食物，这些食物妨碍了药物迅速进入小肠，所以，口服药物一般无法迅速发挥作用，所以不适合用于病情紧急的情况。"

走着走着，突然博士提醒道："小明，当心脚下！前面有条河，名叫胃酸，这条胃酸河的酸性可是非常非常强的，很多药遇到胃酸都会发生崩解。"

小明问道："什么是崩解呢？"

博士解释道："崩解就是那些药片或胶囊被口服后，在胃里碎成细小颗粒。药物只有崩解后，才能溶解，被小肠吸收。"

"对的，博士，刚刚和我们一起进来的药物已经崩解了。可是，快看，那位老爷爷又有何法术？他碰到胃酸，毫发未伤呀。"

迎面走来一位拖着长长的白胡子的老爷爷。

博士连忙伸出手，说："来，小明，给你介绍，这是大名鼎鼎的阿司匹林，诞生于 19 世纪，可算是百岁老人了。阿司匹林对发烧、疼痛药到病除，是世界上应用最广泛的药物之一。"

老爷爷笑着说："你们好呀，我现在有新名字了，叫阿司匹林肠溶片。原先普通的阿司匹林口服后，在胃里崩解，溶解以后直接刺激胃黏膜，引起胃部不适。如今在普通的阿司匹林片外面穿上了一层抗酸的肠溶包

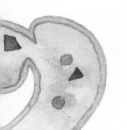

衣，这层包衣可以抵抗强大的胃酸，所以药片在胃里不会崩解。阿司匹林肠溶片进入肠道后，在碱性肠液中崩解和吸收，这样就避免了阿司匹林对胃部的刺激作用了。"

"老爷爷，原来您有金身不坏的本领全是因为您穿的神奇的衣服呀，这衣服就像一把保护伞一样，真了不起！"

告别了老者，郑博士继续介绍："由于阿司匹林肠溶片是在肠道崩解，所以，阿司匹林肠溶片要比普通阿司匹林吸收得晚一些。肠溶片这种神奇的'衣服'还可以用于许多在胃液酸性条件下，容易被破坏失效的药物，比如帮助消化的多酶片，也是穿上了抗酸的肠溶包衣。"

"小明，考你一个问题。服用这些肠溶片时可不可以将药片掰开、嚼碎或磨成粉末服用？"

"嗯，不能。"

"说得对，小明，应该整片吞服，不然肠溶包衣这层衣服坏了，就没有能耐躲过胃酸的魔爪了。另外，不能掰开的还有缓释片和控释片。"

"博士，什么是缓释片？控释片又是什么呢？"

博士回答："缓释片，是用高分子有机材料聚乙烯、聚甲基丙烯酸酯、硅橡胶等做成的特殊的衣服，进入胃后这些高分子有机材料吸水膨胀，但不马上发生崩解，药物慢慢地从这些高分子材料做的衣服里钻出来。控释片，也是一种特殊的衣服，科学家用激光在上面打了一个个小孔，进入胃肠道以后，药就从这些小孔以一定速度，持续地释放出来。"

"博士，可我不明白，为什么要慢慢释放？难道快些不好吗？"

博士回答道："小明，我举个例子你就明白了。比如高血压病人用降压药降血压。假如药物起效太快，血压迅速降低，而等到身体里的药物作用消失了，血压又会升高，这一会儿高，一会儿低，和过山车一样，身体可吃不消。另外，缓释片还可以延长药物的作用时间，比如原先降压药硝苯地平，口服15分钟就能降血压了，1—2小时作用达到最高峰，但维持作用的时间也短，只能持续4—8小时，一天需要服用两次药物。而现在使用具有缓释功能的硝苯地平缓释片，药效可持续24小时，每天只需服药一次。你可不要小看这每天少一次，对病人来说可方便了很多，病人不容易忘记服药，服药依从性大大增加。又比如退烧用的布洛芬胶囊，吃进去之后，体温很快会降下来，病人满身大汗，但是大量出汗会使身体脱水，而且降温维持的时间比较短。而布洛芬缓释胶囊降温作用较慢，但是比较温和，不容易使身体脱水，而且，降温时间比原来大大延长了。"

"博士，我明白了，我牙痛时用的就是布洛芬缓释胶囊，和原先没有缓释作用的布洛芬胶囊相比，镇痛作用的维持时间明显延长，我可以安心一整天，不再受牙痛折磨了。"

"说得对，小明。所以，服用缓释片剂或胶囊剂时需要用水吞服，可千万不能掰开或嚼碎。不然，这种特殊衣服的结构被破坏了，药物会从断口处迅速释放出来。这样不但达不到缓释的目的，还会因为大量药物突然被释放出来，造成药物中毒。"

"博士，提到水，我口好干呀，真想喝一杯汽水。"

"没问题，小明，我立马给你变一杯。"说罢，博士拿出来一片橙色的药片，放进一杯矿泉水中。只见瞬间产生大量气泡，药片在水中上下翻滚，变得越来越小，最后完全消失，一杯橙色的汽水做好了。

博士解释道："这是维生素C泡腾片，泡腾的意思就是'冒泡泡'。这个泡腾片含有泡腾崩解剂，通常由碳酸氢钠和有机酸组成，接触水后会迅速崩解，产生大量CO_2（二氧化碳）气泡。你看，这些气泡在水里上下翻腾，是不是非常形象呀？"

"那么，博士，泡腾片可以像吞药片一样口服吗？"

"小明，泡腾片如果没有完全融化就咽下去，会引起呛咳，严重时会影响呼吸。另外，维生素C最好是从新鲜的蔬菜和水果中摄取，不建议长期大量使用泡腾片。"

突然响起急促的"嘟嘟"警报声，发生什么了？

只听博士说："紧急情况，有急症病人，快，小明，我们赶快去看看。"

乘着病人打了一个大喷嚏，小明和博士一起从病人的嘴里跳了出来，直奔医院的注射室。

注射剂型王国

"注射，就是要打针吧？博士，以前每次我生病要打针的时候，都好怕。为什么一定要打针呀？不能用吃药代替打针吗？"

博士笑着说："这是因为注射作用快呀，你刚刚也看到了，胃里有人们吃进去的许多食物，药物口服会受到食物的影响，吸收慢，药物起效也慢。而采用注射用药，药液不经过胃肠道，吸收不受食物的影响，在情况紧急的时候，能够马上发挥药效，挽救生命。比如，静脉注射是用注射器把药水直接打到静脉血管里，药物随着血液跑到全身，发挥作用。还可以用静脉滴注的方法，也就是人们常说的'点滴'，俗称'挂水'。

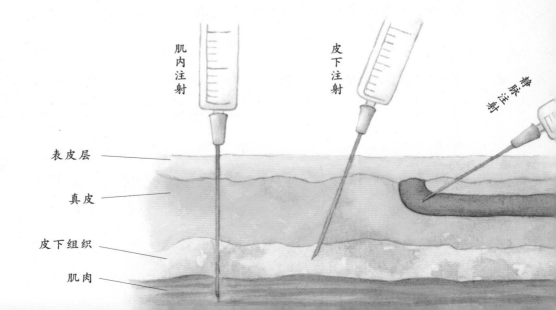

肌内注射　　皮下注射　　静脉注射

表皮层

真皮

皮下组织

肌肉

如果遇到严重失血、严重烧伤或者休克等危重病人，都需要立即通过静脉滴注来快速补液。除了静脉注射之外，还有皮下注射和肌肉注射 。"

"什么是皮下注射呀？皮下又是在哪里？"

"小明，你试试，皮肤是可以被捏起来的，皮肤和肌肉之间是松的，皮下注射就是用注射器把药液打到皮下疏松的地方，然后药液经过非常细的毛细血管被吸收。肌肉注射是用注射器把药液打到肌肉组织里，肌肉里有丰富的血管，所以比皮下注射起效快。"

"那么，静脉注射应该比肌肉注射和皮下注射都要快吧？因为静脉注射是直接打到血管里的，随着血液的流动，药液立刻分布到全身，对吗？"

博士笑着说："对的，小明真聪明！你再猜猜世界上第一个注射剂是什么？这下猜不到了吧。告诉你，是吗啡皮下注射液，是在1853年由苏格兰的亚历山大·伍德博士发明的。皮下吗啡注射后可以迅速产生强大的镇痛作用。吗啡在美国南北战争期间被大量用作镇痛药，避免伤员因为剧烈疼痛而引起休克。由于注射吗啡比口服更容易上瘾，所以要由医生来注射，控制使用的量。为此，施贵宝药厂发明了一种皮下注射器，美国医疗兵在前线就能为伤兵注射吗啡，注射完毕后将注射器别在伤者的领口，以便让其他的医护人员了解已经使用过的吗啡量，避免用药过量。"

　　小明脑子浮现出电影里那些战争的惨烈场景，一边感叹说："可以想象，在战场上这小小一支吗啡对于受伤的士兵，简直是镇痛的灵丹妙药啊！"

　　"没错！抢救病人的时候，往往是分秒必争，时间就是生命。比如有些对青霉素过敏的病人在注射抗菌药物青霉素G时，会产生全身强烈的过敏反应。如果不及时抢救，病人会因为血压降低和呼吸困难而休克死亡。肌肉注射肾上腺素在几分钟内就可以迅速发挥效果，是专门用来抢救过敏性休克的病人的。"

　　"明白了，博士。噢，我想起我以前得肺炎时也打过青霉素的，我记得是打在屁股上，应该是肌肉注射吧？"

　　小明一边本能地用手捂着屁股，一边继续说："可我不明白，为什么青霉素不能口服呢？"

　　博士介绍说："你说的青霉素是青霉素G，在胃里会被胃酸和消化酶破坏，所以不能口服。不过现在已经生产出可以口服的青霉素，如阿莫西林等。注射用青霉素比口服青霉素起效快，作用也要强。"

　　小明接着问："我记得当时护士阿姨给我用的是一小瓶白色粉状的青霉素，是在打针的时候当场溶解的，为什么不能事先溶解好？这样不是节约时间吗？"

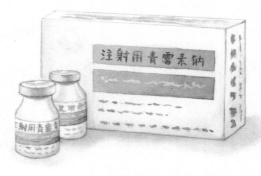

博士解释说：

"注射剂有液体注射剂和注射用粉剂。像吗啡和肾上腺素都是液体注射剂，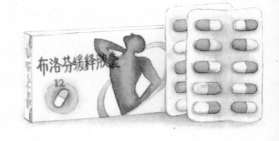你说的青霉素属于注射用粉剂，这是因为青霉素在水里容易变质分解，很不稳定，必须临用前用灭菌注射用水溶解。凡是在水溶液中不稳定的药物，都要制成注射用无菌粉末。"

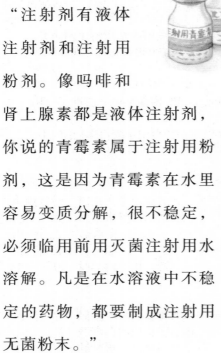

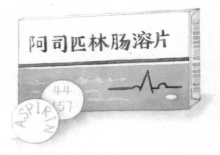

"所以，博士，那些容易被胃酸和消化酶破坏的药物是不能口服的，对吧？"

"是的，你听说过治疗糖尿病的胰岛素吗？它是一种蛋白质类的激素，在口服时会被胃肠道的各种消化液所破坏，需要在皮下注射。通常是病人自己在腹部注射。小明，你想想，还有哪些情况不能吃药？"

"嗯，昏迷的人不能吃药。"

"对的，小明，现在你明白了吧？虽然口服方便，也不痛，容易被病人接受，但是口服吸收受食物影响，不能用来抢救危重病人；不能吃东西的病人也用不了口服药；当然，容易被消化液破坏的药物，也不能口服。"

"博士，看来静脉注射作用最快，也最厉害，要不以后生病就都用静脉注射吧？"

"你错了，小明。静脉注射对注射器以及注射的药剂要求很严格，如果注射器和药剂不小心被污染了，会引起发热、感染，甚至是败血症。如果空气注入血管，会发生栓塞，会有生命危险。另外，注射时过敏反应的发生率要比口服给药高。所以要避免不必要的静脉注射。"

"明白了，博士。所以说，药物的衣服各种各样，各有各的长处和特点，但都是为了达到最佳的治疗效果。"

"完全正确。现在科学家又研究出很多新的制剂，比如靶向制剂，药物穿上这种特殊的衣服之后，可以集中在特定的部位，就好比导弹一样，定位准确，指哪打哪。比如，现在广泛应用的抗肿瘤靶向药物，就能够选择性杀伤肿瘤细胞，而不影响身体的正常细胞。"

"太厉害了！博士，我等不及了，我也希望赶快穿上新衣，奔赴战场，与疾病作战。"

"好，祝你一路顺风，马到成功！"

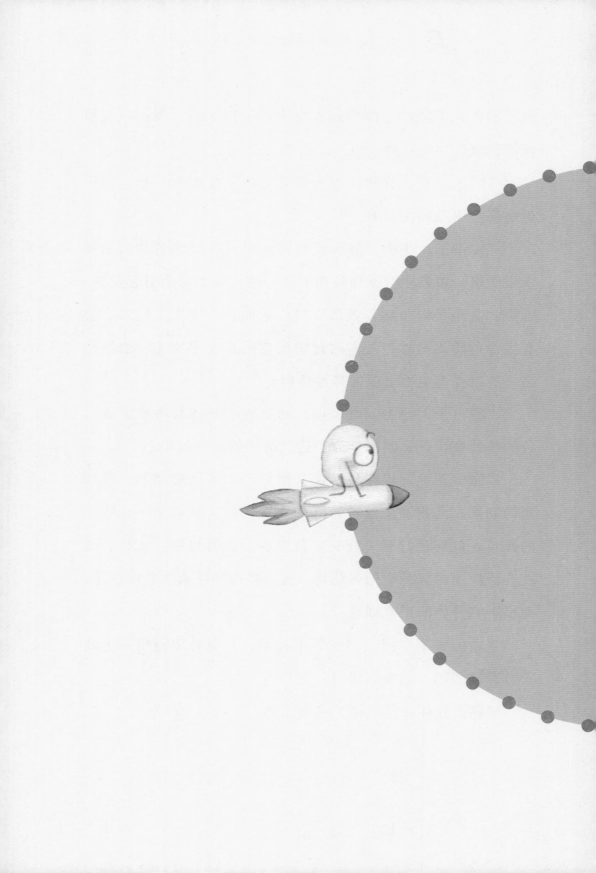

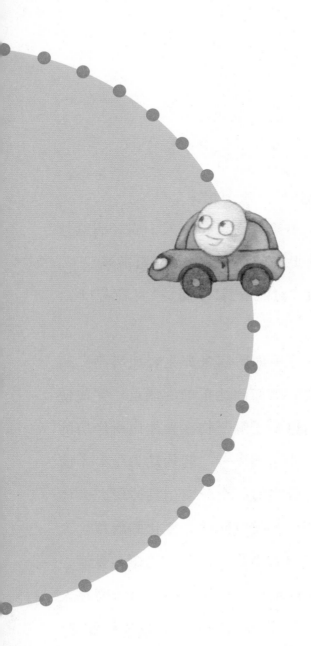

第三章　我们奔赴战场

荣征星

任何人都难免罹患疾病，所幸有药物。

譬如，人们不幸食用了不洁之物引起腹泻，或者病毒性感冒导致体温上升到 40℃，此时就需要药物"奔赴战场"了。如果有"灵丹妙药"，如果能"对症下药"，便是"良药苦口"，也能"药到病除"。

实际上，"药到病除"并不如听起来那么轻而易举。药物从哪里启程？进入人体之后如何到达正确的地点？完成使命后又去了哪里？……我们想要了解药物在人体内所经历的这些过程，就要接触一个专业名词——"药代动力学"（简称"药动学"），它是药物研究的一个分支，具体研究人体对药物的处置过程以及血药浓度随时间动态变化的规律。人体对药物的处置过程包括药物的吸收、分布、代谢和排泄，也称为药物的体内过程。通俗地讲，药物被摄入后，便在人体内开启了一段漫长而复杂的"旅行"，一路上要越过重重"险境"，还要对付数不清的"敌人"，完成"战斗"任务后最终离开人体。

> **吸收**　药物从用药部位进入血液循环的过程
>
> **分布**　药物通过血液循环到达各个器官和组织的过程
>
> **代谢**　药物发生化学结构的改变，成为无效、无毒或少
> 　　　毒的化合物的过程
>
> **排泄**　药物以原形或代谢产物的形式排出体外的过程

下面我们就来详细了解一下药物在我们体内的旅程吧。

先要学习一个概念，叫"药物转运"。药物在吸收、分布、代谢和排泄过程中，包括药物由用药部位到达作用部位，或药物由体内排出体外，药物分子都需要通过各种细胞膜。细胞膜是药物在体内转运的基本屏障。尽管各种细胞结构不尽相同，但药物的通过方式和影响因素相似。药物通过细胞膜的过程就称为药物转运或药物跨膜转运。

> ### 药物转运主要分为主动转运和被动转运
>
> 被动转运是指药物由膜的高浓度一侧向低浓度一侧的转运，这里的"被动"有"顺势而为"的意思。细胞膜主要由脂质构成，脂溶性药物可溶于脂质膜并透过细胞膜。直径小于细胞膜膜孔的水溶性药物可通过滤过的

方式跨膜转运。绝大多数药物是按被动转运机制进入和离开机体的。

　　主动转运则是药物由膜的低浓度一侧向高浓度一侧的转运，就像举起重物或推动物体沿斜坡上移，需要外界提供能量。在细胞膜上有我们称为"载体"的物质，载体对药物有特异选择性，它们如同"搬运工"，伸出援手帮助完成这一过程。少数药物的排泄通过主动转运机制完成。

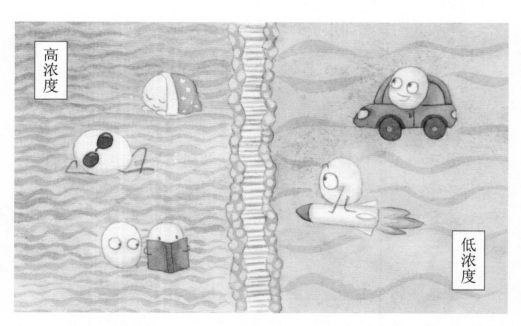

药物从哪里启程？

——给药途径及药物吸收

启程前的药物已穿上各式衣装。有各种颜色、各种形状的片剂、胶囊，也有注射起来让你感觉有点疼痛的针剂，还有你可能见过的哮喘病人用的气雾剂，再有蚊虫叮咬后局部用的止痒的软膏，等等。

不管药物从哪里启程，或者说不管选择口服还是注射还是其他途径给药，药物最后都要进入血液循环。吸收是指药物从用药部位进入血液循环的过程。

"血液循环"你也许听说过。人体的血液是循环的，心脏是这个循环系统的泵，它可以把养分通过血液输送给各个器官。药物进入血液循环后也会参与这种输送活动。

常用的给药途径有口服、注射、吸入等。不同的给药途径导致药物具有不同的吸收过程和特点。

口服给药

口服是最常用的给药途径。给药方便，大多数药物能充分吸收。

以口服片剂为例，药物在机体内的吸收过程包括从口腔进入，经过咽喉，沿食管、胃到达肠道，各部位对药物都有一定量的吸收。由于小肠吸收面积大、血流量丰富，所以小肠成为药物吸收的主要场所。大多数药物在胃肠道内以被动转运的方式被吸收。

胃肠道 pH（即酸碱度）是影响药物吸收的重要因素。人体胃液为酸性，小肠液为弱碱性。药物"智能"地根据各自属性选择溶于胃液和（或）肠液中，进而被胃肠道吸收进入血液。

影响口服药物吸收的因素中还有一个"关卡效应"。从胃肠道吸收的药物先要通过肝脏，此时肝脏可以视为一个"关

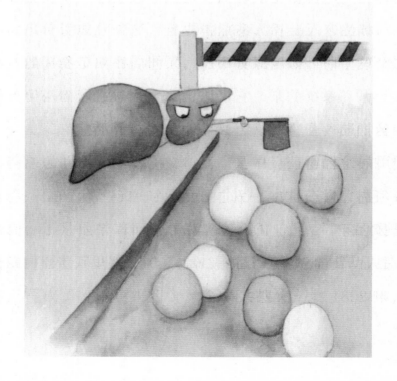

卡"。如果肝脏对其代谢能力很强，则进入全身血液循环内的有效药物量将明显减少，药效也随之减弱，这种作用称为"首关消除"。首关消除高的药物达不到治疗浓度，怎么办呢？改变给药途径是有效的方法。如口服硝酸甘油（治疗心绞痛的药物）首关消除达 90% 以上，故不宜口服而采用舌下给药的方式。

　　药物服用时间有时也影响药物的吸收。有些药物需要空腹服用，是为了避免食物对药物吸收的影响。而对胃肠刺激性大的药物一般要饭后服用，如阿司匹林可选择饭后半小时左右服用，这样食物不仅中和了部分胃酸，而且可在胃壁表面形成一层保护膜，减轻药物对胃的刺激。对胃有一定刺激的药物也可以做成肠溶制剂，如阿司匹林肠溶片，它是在片剂的"外衣"中加入了特殊材料，使其能平稳通过胃的酸性环境而到达偏碱性的肠道中溶解吸收。

　　口服药物通常用温开水送服，不要以茶水、牛奶、酒、饮料等服药，以免药效降低，甚至产生严重的不良反应。如茶叶中的鞣酸能和许多药物产生化学反应，产生难以被人体吸收利用的沉淀物质。头孢菌素和酒精结合容易产生"双硫仑"反应，导致酒精中毒。

注射给药

通常讲的打针即注射，包括皮下注射、肌内注射、静脉注射等。

静脉注射使药物直接进入血液循环，不存在吸收过程，所以起效快，是急救时常采用的给药途径。

药物皮下注射或肌内注射（肌肉注射的规范用语）时，主要经毛细血管以被动转运方式吸收。药物吸收快慢受注射部位血流量和药物剂型的影响。肌肉组织的血流量比皮下组织丰富，所以药物肌内注射一般比皮下注射吸收快。剂型方面则水溶液吸收迅速，油剂可在注射局部滞留，吸收慢但作用持久。

注射给药适用于不能口服药物的患者，如昏迷或不能吞

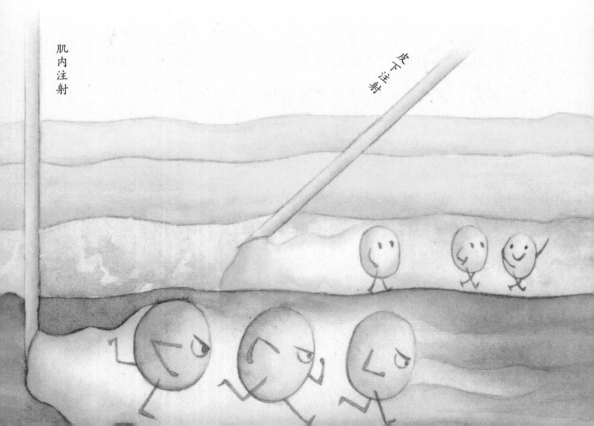

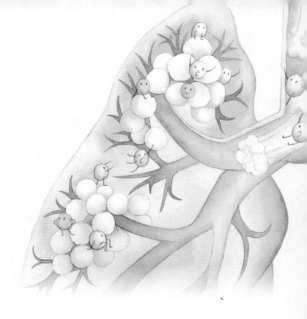

咽的病人；也适用于不宜口服的药物，如胰岛素、青霉素等容易被消化酶和胃酸所破坏的药物，或者由于药物本身的性质不易在胃肠道吸收的药物。

呼吸道吸入给药

某些脂溶性、挥发性的药物可制成气雾剂通过呼吸道吸入方式给药，吸入后药物或留在支气管黏膜发挥局部作用，或直接通过肺泡吸收发挥全身作用。肺泡表面积大，肺血流量丰富，气雾剂经肺吸收迅速。

气雾剂在呼吸道给药方面具有其他剂型不能替代的优点，对肺部疾病可使药物直接作用于病变部位，如沙丁胺醇气雾剂吸入给药直接作用于支气管平滑肌，起效快，可迅速缓解哮喘病人的支气管痉挛和气道狭窄。

局部用药

局部用药是外用类药物的常用方法，目的是在皮肤、眼、鼻、咽喉等部位产生局部作用。如氧氟沙星眼膏可用于治疗结膜炎等眼部感染；红药水可用于皮肤小伤口的消毒；有些含药物漱口水则可减少口腔内细菌的数量，对治疗牙龈炎有一定的效果。

有些药物采用经皮肤途径给药，如硝酸甘油软膏，可以通过皮肤吸收进入血液循环而产生全身作用。

舌下给药

治疗心绞痛的硝酸甘油，脂溶性高，舌下含服后经口腔黏膜吸收直接进入血液循环，避免了首关消除，可迅速达到有效血药浓度，一般舌下含服后1—2分钟即可起效，迅速缓解心绞痛的发作。

综上所述，药物可以通过口服、静脉注射、皮下注射、肌内注射、吸入、局部和舌下用药等多种途径给药，不同的给药途径影响药物吸收的速度和吸收的量，因而也影响药物作用的快慢甚至作用的大小。临床上通常根据药物本身的特性、疾病状态、治疗目的等因素来选择合适的给药途径。

如何到达正确的地点？

——药物的分布

药物被人体吸收后进入循环系统，然后将随着血液循环到达病灶（发病部位），与相应的"靶点"特异性结合后发挥治疗作用。旅行的第二站为"分布"，即药物吸收后通过血液循环到达机体各个器官和组织的过程。多数药物的分布过程属被动转运，少数药物为主动转运。

药物在体内的分布受很多因素影响，包括药物的理化性质、血浆蛋白结合率、器官和组织的血流量（药物在血流量大的器官能迅速分布，并达到较高浓度）、药物与组织亲和力的大小（如碘浓集于甲状腺）、体液酸碱性以及生物膜屏障等。

血浆蛋白结合率

大多数药物在血浆中均可与血浆蛋白不同程度地结合而形成结合型药物，与未结合的药物（被称为游离型药物）同时存在于血液中。药物在体内是以游离型药物形式发挥作用的。结合型药物，是药物在血液中的一种暂时贮存形式，不

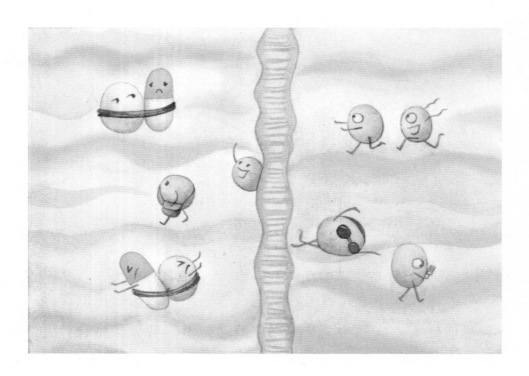

能跨膜转运。因此，药物与血浆蛋白的结合影响药物在体内的跨膜转运及其分布。

　　血浆蛋白与药物结合的特异性不高，但结合点有限。如果两个药物的血浆蛋白结合率都很高，合用时可能发生竞争现象，即与血浆蛋白结合力强的药物会排斥另一药物与血浆蛋白的结合。例如，华法林（抗凝血药）的血浆蛋白结合率为99%，如同时服保泰松（解热镇痛药），两药竞争与血浆蛋白结合，华法林的游离型浓度将明显增加。血浆游离型药物增加的结果是该药物作用增强，不良反应也相应增大，所以合用时华法林抗凝作用大大增强，并可能"物极必反"，导致自发性出血。

另外，当肝功能不好时肝脏制造白蛋白的能力下降，于是药物与血浆蛋白的结合率下降，游离型药物也会增多。

体液酸碱性和药物解离度

多数药物是弱酸性或弱碱性的化合物，在体液中均不同程度地解离。非解离型药物脂溶性高，可以穿透细胞膜进行跨膜转运。药物的解离程度取决于体液酸碱性和药物的解离常数（为固定参数），体液 pH 值的变化可明显改变解离型和非解离型药物的比例。

细胞内液酸碱性一般略低于细胞外液（pH 值越低，酸性越强），弱酸性药物在细胞外液易解离，不易进入细胞内液，药物在细胞外液浓度较高；弱碱性药物则相反，在细胞内液浓度较高。如果改变体液 pH 值，则可改变药物的分布。如

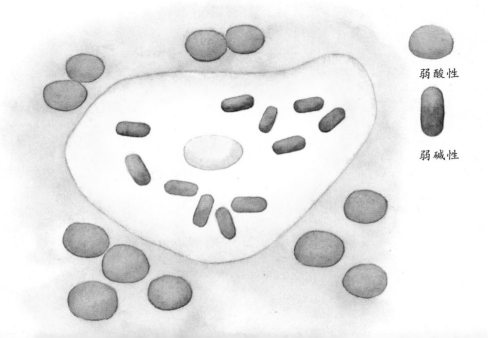

弱酸性

弱碱性

弱酸性药物苯巴比妥（镇静催眠药）中毒时，用碳酸氢钠碱化血液及尿液，可促使苯巴比妥从脑组织向血浆转移并加速药物自尿排出，是有效的解毒方法。

体内屏障

机体中有些组织对药物的通透性具有特殊的屏障作用，主要有血脑屏障。在正常情况下，这种屏障的存在在一定程度上可以保护中枢神经免受损害，但也是多种中枢疾病（如阿尔茨海默病）治疗药物难以入脑导致治疗失败的原因之一。

> 血脑屏障是血浆与脑脊液之间由特殊结构形成的屏障，这种屏障如同"篱笆墙"，能阻碍许多药物通过。只有脂溶性高、分子量较小的药物才能以被动转运的方式通过血脑屏障进入脑组织。防治流行性脑膜炎常选用磺胺嘧啶，是因为磺胺嘧啶容易透过血脑屏障，在脑脊液中能够达到有效的治疗浓度。

旅行的第二站，药物经过重重"险境"——与血浆蛋白的结合与分离、体液酸碱性的困扰、血脑屏障等"篱笆墙"的跨越……终于到达各个器官和组织，然后与所谓的"靶点"汇合。靶点是药物与机体细胞特异性结合的部位，药物与靶点结合后会产生人们所期待的治疗作用。如硝酸甘油，舌下含服后通过口腔黏膜吸收进入血液循环，然后与血管上的"靶

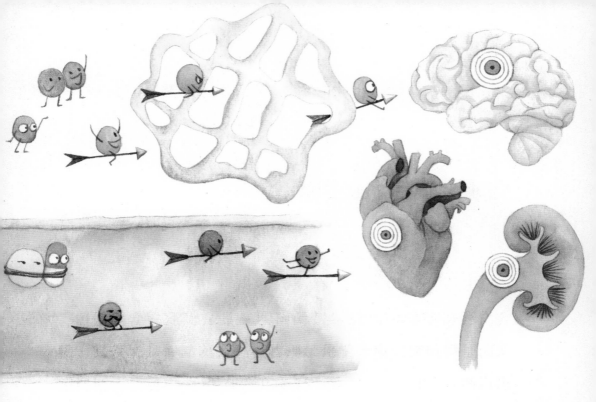

点"结合而扩张血管，继而通过降低耗氧、增加供氧来解决心绞痛病人氧的供不应求的问题；如胰岛素，因为口服容易被消化酶破坏，所以必须注射给药，胰岛素皮下注射后迅速吸收进入血液循环，再与细胞膜上的"靶点"结合而降低血糖；再如磺胺嘧啶，口服后容易透过血脑屏障，与脑组织中的"靶点"结合后产生抗菌作用，用于脑膜炎的治疗。

完成使命后又去了哪里？

——药物的代谢和排泄

进入机体各器官和组织的药物在靶器官发挥治疗作用后又去了哪里呢？代谢和排泄统称为药物的消除，这是旅行的最后两站。

对于药物这个"外来物种"，机体的一般反应是赶走它或者改造它，使其变成机体认为安全的结构。代谢过程就是药物在体内化学结构发生改变的过程。肝脏是负责对进入体内的药物进行"结构改造"的主要器官。

代谢可改变药物的药理活性。由活性药物转化为无活性的代谢物称灭活；由无活性或活性较低的药物转化为有活性或活性强的药物称活化。大多数药物代谢后被灭活，药理作用降低或完全消失，并形成水溶性更好的代谢物排出体外。但也有少数药物被活化而产生药理作用，如糖皮质激素类药物可的松须在肝脏中转化为氢化可的松而生效。

酶是存在于生物体内的生物催化剂，和普通的化学催化剂一样，它可以提高化学反应的速度。肝脏对药物的代谢是在酶的催化下进行的，主要通过氧化、还原、水解反应使药物转化为代谢物，再与机体自身成分结合生成水溶性物质，最终排出体外。许多药

> CYP 家族成员很多，依次分为家族、亚家族和酶个体三级，其中家族以阿拉伯数字表示，亚家族以大写英文字母表示，酶个体以阿拉伯数字表示，如 CYP2D6、CYP2C19、CYP3A4 等。

物由肝脏的药酶代谢，主要为细胞色素 P450（简称 CYP）。

　　　　有些药物长期应用时对药酶具有诱导或抑制作用，会改变药物作用的持续时间与强度。能使药酶活性增强、药物代谢加快的药物被称为药酶诱导剂；反之，能使药酶活性降低、药物代谢减慢的药物则被称为药酶抑制剂。举个例子，钙通道阻断药（如硝苯地平、氨氯地平）可用于高血压的治疗，其主要经肝脏 CYP3A4 代谢，CYP3A4 抑制剂（如伊曲康唑）能显著减慢这类药物的代谢，从而增强其降压作用，可能导致严重低血压；CYP3A4 诱导剂（如利福平）则能加快这类药物的代谢，减弱其降压作用，可能导致病人血压升高或血压剧烈的波动。所以，主要经肝脏代谢失活的药物与药酶诱导剂或抑制剂同用时，要注意药物的相互影响。

　　作为药物代谢的主要器官，肝脏保持良好的状态非常重要，当肝功能不好时，药酶活性降低，药物代谢减慢，这使药物在体内蓄积而容易导致中毒。还有，当药物服用过量或

多种药物共同服用时，会增加肝脏负担，产生"药源性肝损伤"，如治疗结核病的药物异烟肼和利福平同时使用，容易引起肝功能异常。

最后，药物代谢产物以及部分原形药物要经不同途径排出体外，这一过程称为排泄。肾脏是药物排泄的主要器官。

药物经肾脏排泄的机制主要有肾小球滤过、肾小管分泌和重吸收。

通俗来讲，肾小球其实是一个毛细血管团，血液流经肾小球，就像过筛子一样，小于筛子口径的一些药物及代谢物就会被滤出，形成尿液排到体外。

有些药物通过肾小管分泌排泄，主要是通过载体这一"搬运工"的帮助，将它们运到原尿里然后排出体外。如果两个药物排泄机制相同，则可产生竞争性抑制而减少排泄。如丙磺舒可使青霉素的排泄减少，从而提高青霉素的血药浓度。

肾小管重吸收是对已经进入尿内的药物的回收再利用过程。尿液的酸碱性能影响药物在肾小管的重吸收，从而影响药物排泄。如摄入碳酸氢钠可使过量的巴比妥等弱酸性药物在碱性尿中解离型增加，重吸收减少而排泄增多。

肾脏作为药物排泄的主要器官保持良好的状态同样非常重要，当肾功能衰竭时，药物排泄减少，这会影响药物的疗

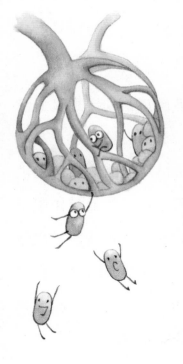

肾小球过滤

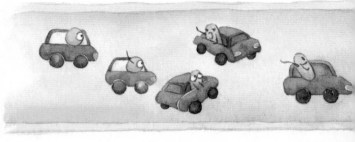

肾小管竞争性排泄

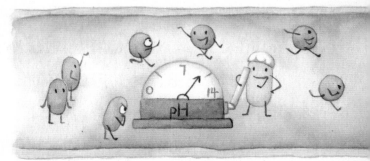

尿液的酸碱性影响肾小管的重吸收

效和毒性。如二甲双胍（降血糖药），24小时内有90%原型药物经过肾脏排泄，如果患者肾功能出了问题，二甲双胍容易蓄积而使人中毒。当药物随血液快速流经肾脏时，就会使肾小球、肾小管等肾组织暴露于药物中，从而创造了损伤肾脏的机会。如氨基糖苷类抗生素（庆大霉素等）会直接损伤肾脏，诱发药源性肾衰竭。通常剂量过大、疗程过长是用药后出现肾脏损害最主要的原因。

至此，药物在人体内的旅行全部结束了。

现在，我们来回忆一下药物的体内旅行路线。口服药物通常用温开水送服，从口腔进入食道，然后进入胃，再进入肠道，在胃肠道吸收的药物通常由肝脏进入血液循环，但有些药物首次通过肝脏时由于"关卡效应"而使进入血液循环的药量减少（首关消除）。静脉注射可使药物直接进入血液循环。皮下注射和肌内注射药物主要经毛细血管吸收进入血液循环。经不同给药途径吸收进入血液循环的药物接着就进入各种器官和组织，与所谓的"靶点"结合产生治疗作用。治疗任务完成后药物主要经肝脏代谢，生成没有活性的代谢产物，最终通过肾脏等途径排出体外。

药－时曲线和半衰期

药物在体内的吸收、分布、代谢和排泄的过程，产生了药物在不同器官、组织的浓度随时间变化的动态过程，这种动态变化可用"药－时曲线"（血药浓度－时间曲线）来描述，即药物浓度为纵坐标、时间为横坐标绘制的曲线。通常的药物浓度为血药浓度，因为血液是药物及其代谢物在体内吸收、分布、代谢和排泄的媒介，而且对大多数药物来说，其血药浓度与作用靶位药物浓度保持一定的关系，换言之，药物效

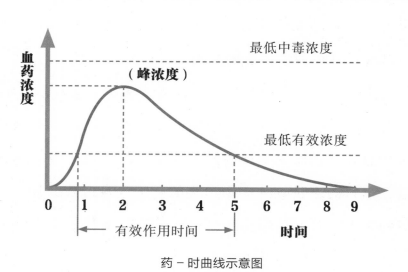

药－时曲线示意图

应与血药浓度间存在着相关性。

上页的图是典型的口服给药后的血药浓度－时间曲线，给药初期，血药浓度逐渐上升，直至峰浓度，随后血药浓度缓慢下降。其实"药－时曲线"上的每一点均包含了药物的吸收、分布、代谢和排泄，曲线上升段代表药物的吸收大于消除，曲线下降段代表药物的吸收小于消除，曲线的最高点为峰浓度，此时药物的吸收与消除达到平衡。当血药浓度高于某一浓度时，药物才能发挥疗效，这一浓度被称为"最低有效浓度"（或"阈浓度"）。但血药浓度也不是越高越好，超过了一定浓度就可能产生毒性，这个浓度被称为"最低中毒浓度"。

根据不同给药途径得到的"药－时曲线"的数据，可计算出各种药的药动学参数，由这些参数就可以制订合理的给药方案了。这里介绍一个重要的药动学参数——半衰期，半衰期是指血中药物浓度下降一半所需要的时间。如某药的半衰期是 3 小时，是指经过 3 小时血药浓度会下降至最高浓度（或原来浓度）的一半。按半衰期的概念，药物经过一个半衰期后消除 50%，经过两个半衰期后消除 75%，经过 5 个半衰期，体内药物消除约 97%，也就是说经过 5 个半衰期，药物可从体内基本消除。由半衰期知道了药物消除的速度，就能确定何时应该再接着服药，每天 2 次或者 3 次的给药方案便是由此而来的。

　　每个药品都有药品说明书，通常包含药品名称、成分、药理作用、适应证、药代动力学、用法用量、不良反应等内容，其中"药代动力学"描述的是药物的体内过程的特点。以下是硝酸甘油的"药代动力学"介绍，请仔细阅读，然后回答问题。

　　硝酸甘油因首关消除强，生物利用度低（10%—20%），故不宜口服。因其脂溶性高，舌下含服极易通过口腔黏膜吸收，避免了首关消除，迅速达到有效血药浓度，1—2分钟即可起效，疗效持续20—30分钟，半衰期为2—4分钟。血浆蛋白结合率约为60%。硝酸甘油也可经皮肤给药或静脉滴注。硝酸甘油主要在肝脏代谢，生成水溶性较高的二硝酸代谢物，最后与葡萄糖醛酸结合经肾脏排出。

　　问题：

　　大多数药物可通过口服给药，硝酸甘油为什么不可以呢？

　　什么是首关消除？哪些给药途径可避免首关消除？

　　硝酸甘油舌下给药是如何进入血液循环的？一般口服药物又是如何进入血液循环的呢？

　　药物与血浆蛋白结合后，结合型药物和游离型药物并存，发挥作用的是哪种形式的药物？

　　硝酸甘油是如何代谢的？主要发生在哪个器官呢？

　　如果你能正确回答出上述问题，那么恭喜你！本次旅行顺利结束。

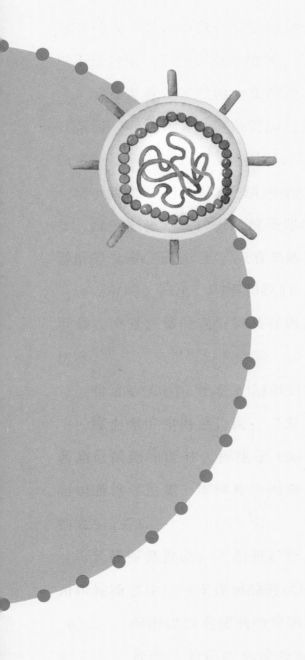

第四章　与细菌和肿瘤交手

徐光旆

经过前几章的学习我们知道了药物是预防、诊断和治疗疾病的物质，那么什么是化学药物？我们将从天然矿物、动植物中提取的有效成分，以及经过化学合成或生物合成而制得的药物，统称为化学药物。

接下来我们从抗菌药、抗病毒药和抗肿瘤药三个方面对化学药物是如何治疗疾病的这一问题进行讲解。

发热、头痛、打喷嚏、流鼻涕、鼻塞、咽喉痛等是同学们或多或少经历过的疾病症状之一，引起这些症状出现的主要原因就是感染。常见的感染源有哪些？病毒和细菌，这两种是最常见的，当然还有支原体、衣原体和真菌。当医生接诊了一位因呼吸道感染而出现发烧的小朋友，医生首先需要分清楚感染的病原体是什么。是细菌、病毒或者是细菌病毒混合感染？这关系到用什么药来控制感染。细菌感染就用抗生素，如头孢丙烯、阿莫西林等；病毒感染就用抗病毒药物，如阿昔洛韦、利巴韦林等。同时呢，也需要控制症状，发烧的治疗，主要是对症处理，口服含有解热镇痛药等成分的退烧药是最好的降温方法。

我们来讲个关于抗生素发现的故事吧。时光倒流 300 多年，在欧洲，外科手术是在手术室公开进行的，甚至可以卖门票。但病人下了手术台后，很可能没几天就死了，因为 17 世纪早期的人完全没有消毒杀菌的概念，手术室里哪哪都是细菌。通常做完手术三到四天，病人就开始感染、发炎、化脓，能不能活下去全靠运气。直到 19 世纪中叶，医学界主流看法是认为疾病是一些看不见摸不着的因素所导致的，也就是"自然发生论"。

17 世纪，著名显微镜专家列文虎克用自己装配的可放大 200 多倍的显微镜首次发现了微生物。法国微生物学家、化学家巴斯德使用了曲颈瓶阻止细菌的进入，历经四年瓶内物质都没有腐败；打破瓶子后，物质却很快腐败。巴斯德实验的结论是细菌存在于空气中，它并

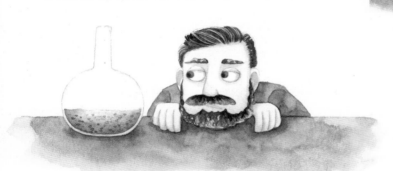

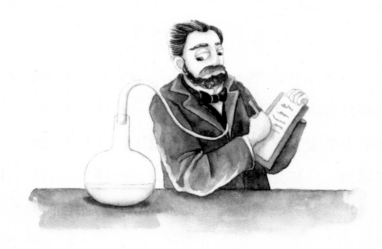

不是自然发生的，这刚好与"自然发生说"相反。后期他又证明细菌致使人体发生疾病，并且完成了细菌致病学说。

　　抗生素的发现非常偶然，1928 年，英国科学家弗莱明正在撰写一篇有关葡萄球菌的论文，出于实验需要他在实验室里培养了大量的金黄色葡萄球菌。外出度假归来，他发现忘记清洗的培养皿中长了一块霉菌，霉菌周围居然没有葡萄球菌滋生。弗莱明发现这就是青霉菌，它所释放出的物质可以杀死很多致病菌。弗莱明给这种物质取名为：青霉素。 弗莱明把研究成果发表在 1929 年的英国《实验病理学杂志》上。文章发表后并没有引起很大的反响。而弗莱明本人在后续的研究中也发现青霉菌不好养，即使培养成功，当把青霉素从溶液里分离出来后也会非常不稳定，在碱性或者高温环境下都会迅速分解，即便在常温下也会失活。弗莱明放弃进

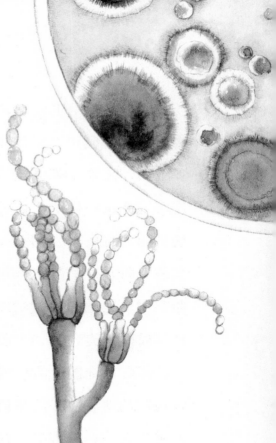

行深入的研究，不过那株青霉菌被弗莱明连续传代了12年。如果说是弗莱明推开了一条门缝，那牛津大学病理学家弗洛里就把那扇门彻底打开了。1939年，弗莱明的论文被牛津大学病理学家弗洛里和生物化学家钱恩看到，他们发现一个青霉菌的菌种可以把青霉素的产量提高两千多倍；同时，美国的一些制药公司也参与进来，就这样从一到两千多倍，到几万倍、几十万倍提高青霉素的产量。经过艰苦努力，他们终于得到纯度可满足人体肌肉注射的黄色粉末状的青霉素。1940年前后，他们进行多次动物试验，结果都非常令人满意。同年8月，钱恩和弗洛里等人把对青霉素的研究成果编撰成论文发表在著名的《柳叶刀》杂志上。

　　1944年，英美联军在诺曼底登陆，开始同德国法西斯作战，青霉素在治疗战伤方面发挥了极大的作用。在军方的大力支持下，青霉素开始走上了工业化生产的道路。第二次世界大战中，青霉素被人类大规模使用，拯救了无数士兵的生命。

青霉素的诞生标志着化学药物治疗黄金时代的开始。青霉素被大量应用以后，许多人类历史上无法治愈的疾病，如猩红热、化脓性咽喉炎、白喉及各种结核病、败血病、肺炎、伤寒、严重外伤等都得到了有效的治疗。青霉素将整个人类的平均寿命从 45 岁提高到 60 岁。这是医学史上造福人类最大的发明之一。青霉素的发现和应用是划时代的成就，因此，弗莱明、弗洛里和钱恩三人一起获得了 1945 年的诺贝尔生理学或医学奖。

青霉素奇迹般的疗效，开启了利用抗菌物质杀灭人体内致病菌的新思路。后来俄国化学家瓦克斯曼发现另一种有效的抗生素——链霉素。这是一种由在土壤里生活的放线菌所

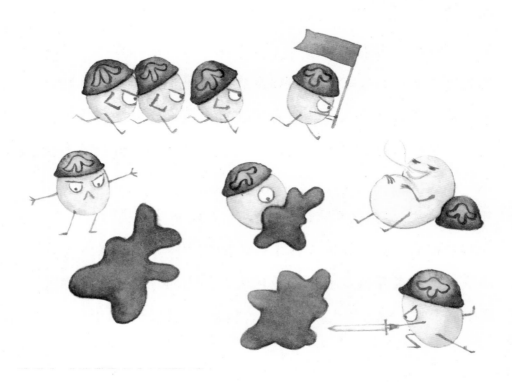

产生的物质。此后的短短 20 余年内，科学家们又陆续地发现了氯霉素、金霉素等数十种各有功效的抗生素。

　　故事讲到这里，有很多同学会问：既然抗生素这么厉害，那它是如何发挥作用的呢？那我们就从细菌的结构讲起：细胞壁、细胞膜、细胞质、核区和 DNA 是每个细菌细胞都具有的结构，故称为细菌的基本结构；荚膜、鞭毛等仅某些细菌具有，为其特殊结构。细胞壁位于菌细胞的最外层，包裹在细胞膜周围，它坚韧而富有弹性，维持菌体的固有形态，是细菌保卫自身的"铜墙铁壁"，壁上有许多小孔用于细胞质内的物质与外界交换。细胞膜位于细胞壁内侧，富含蛋白质，可控制水、营养物质、废物或其他小分子物质选择性地进入或排出。核区最有特点的是，有单一的密闭环状 DNA 分子反复回旋卷曲盘绕所形成的松散网状结构。细菌的繁殖速度很快，约 20 分钟分裂一次，一般以简单的二分裂方式分裂，也就是一分为二。细菌的存活和繁殖都需要依靠从外界吸收营养。

　　细菌在自然界广泛地存在。我们的皮肤表面以及与外界相通的腔道（口腔、鼻腔和肠道等）中都存在不同种类和数量的细菌，但是大多数细菌是不会使我们生病的，叫作正常菌群，它们甚至可以抵抗外来致病菌的入侵，起到保护"主人"的作用呢。但是当"主人"免疫力下降后，正常菌群抵抗外界细菌的能力也就下降了，这时，致病菌便乘虚而入。致病菌先黏附并定植在皮肤和黏膜上皮细胞表面，然后入侵至组织细胞内，产生各种各样的毒素来让我们产生不适症状，例如体温升高、腹泻、呼吸困难等。这时候，人体的卫士——免疫系统就出动了，它们通过阻挡、吞噬、杀灭和消化与致病菌展开了艰苦的战斗。这时在战斗过程中，就需要抗生素来帮忙，与免疫系统一起彻底消灭致病菌，并避免对身体产生更坏的影响。

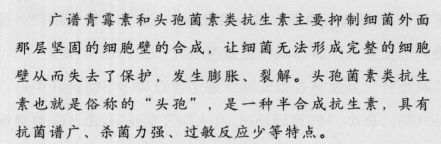

广谱青霉素和头孢菌素类抗生素主要抑制细菌外面那层坚固的细胞壁的合成，让细菌无法形成完整的细胞壁从而失去了保护，发生膨胀、裂解。头孢菌素类抗生素也就是俗称的"头孢"，是一种半合成抗生素，具有抗菌谱广、杀菌力强、过敏反应少等特点。

大环内酯类抗生素主要是通过抑制细菌蛋白质合成起到杀菌作用。

抗病毒药

　　每年到季节交替的时候，大家身边经常会出现得"甲流""乙流"的同学或朋友，虽然症状也是发热、头痛等，但它们的致病源是流感病毒。其他常见的病毒有：引起儿童肠胃炎的轮状病毒，引起病毒性肝炎的肝炎病毒，引起流行性脑炎的脑炎病毒，引起水痘、带状疱疹的疱疹病毒等。

　　病毒是一种体积非常小、结构简单的微生物，直径在100纳米左右。病毒的基本结构由核心和衣壳组成，核心的主要成分是核酸，也就是病毒的遗传信息所在，衣壳是保护核酸并引导病毒入侵人体的结构。由于病毒没有细胞结构，也就无法独立"生活"，只有在细胞内方可显示其活性。

　　病毒进入体内后会寻找宿主细胞，找到宿主细胞后病毒迅速地将外壳脱去，进入宿主细胞体内，利用细胞的代谢系统进行增殖复制，改变细胞的一系列生命活动。

> 　　病毒的增殖是指以其基因组为模板，经过复杂的生化过程，合成大量子代病毒的过程。

科学家们在研制抗病毒药的时候发现，如果试图杀死病毒必定会对它的宿主细胞造成伤害，可谓"杀敌一百，自损三千"，因此理想抗病毒药的发展速度相对缓慢。

目前常用的抗病毒药——干扰素，可激活宿主细胞的某些酶，降解病毒复制所需的 mRNA，抑制蛋白质的合成。干扰素可以对抗多种病毒，并且在病毒感染

> 宿主细胞是指在转化和转导（感染）中接受外源基因的细胞。

的各个阶段发挥一定的作用，主要用于治疗急性病毒感染如"甲流""乙流"等上呼吸道病毒感染、病毒性心肌炎、病毒性脑炎等。

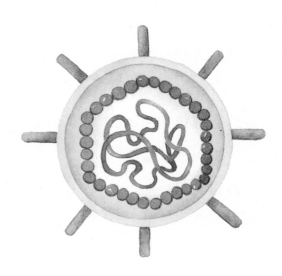

抗肿瘤药

　　癌症是目前威胁人类健康的一个常见多发慢性病。到底什么是癌症呢？癌症的英文名为cancer，这个词有"螃蟹"的含义。大家知道螃蟹有很多脚爪，并且向两边伸出，横着走路，看上去横行霸道的样子，所以被用来形容癌症。癌症是恶性肿瘤，但肿瘤并不都是恶性的。

　　肿瘤是人体在各种因素的作用下形成的本不应该生长出来的新生物，按照它的形状、生长方式以及对人体的伤害大小，分为恶性和良性。

　　良性肿瘤危害性比较小，边界清楚，生长也比较缓慢。但是有时良性肿瘤会因为体积比较大而压迫到邻近的组织，所以也需要及时手术治疗。

　　恶性肿瘤，从名字就知道不是好东西，它边界不清楚、生长比较快，而且很不老实，会沿着血液或淋巴向远处传播它的"种子"，在身体很多部位快速"生根发芽"。当多个器官被占领后，人体就逐渐无法正常运转了。

　　对于恶性肿瘤的治疗，科学家们经过漫长的研究，从传统的细胞毒性药物治疗和非靶向治疗，逐渐转向针对以肿瘤细胞中的关键分子为靶点和激活机体免疫系统转化以达到抗肿瘤作用的治疗。接下来我们从细胞毒性药物治疗、靶向治疗和免疫治疗三个方面进行讲解。

细胞毒性药物的治疗

　　正常的细胞通过"一分为二"的形式分裂生长。一个生长周期是从一次分裂结束到下一次分裂结束的时间，历经4个时相：DNA合成前期（G1期）、DNA合成期（S期）、DNA合成后期（G2期）和有丝分裂期（M期）。DNA合成也就是细胞内部根据其DNA的内容复制出一模一样的DNA出来。我们可以发现，细胞分裂过程中的大部分时间都是在进行其内部遗传物质DNA的复制。人成年之后，体内的细胞大多处于静息期，也就是不再连续分裂生长了。但是，几乎所有的肿瘤细胞都表现出来的一个共同的特点是：细胞无限分裂的基因被开启和激活，从而使肿瘤细胞表现出不受到约束的无限"疯长"状态。

　　肿瘤细胞毒性抗肿瘤药物可通过打乱肿瘤细胞DNA的复制过程起到杀伤作用。该类药物可直接破坏肿瘤细胞的DNA结构以及影响其复制和转录的过程。在机体可耐受的范围，其杀伤力随剂量的增加而增加，但是因为正常细胞也会有生长周期，所以在杀灭癌细胞的同时也损害了部分正常的细胞，出现"杀敌一千，自损八百"的局面。

后来科学家们又发现了一种只对处于增殖周期的细胞有明显的抑制作用、对处于静止期的细胞却没有作用的药物。因为正常细胞分裂缓慢，所以该类药物对于肿瘤细胞杀伤作用强，而对人体正常细胞毒性低。该类药物有甲氨蝶呤和阿糖胞苷等。

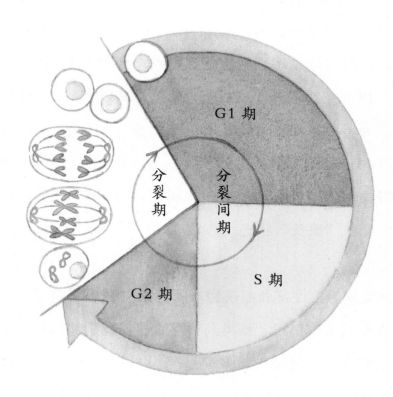

靶向治疗

　　靶向治疗可以理解为"对 DNA 下药"。刚才我们也提到肿瘤细胞处于无限分裂的状态，这是由于肿瘤细胞内的某些分子能刺激肿瘤细胞不停地分裂，这种分子称为信号分子。比如，血管内皮生长因子可以促进肿瘤细胞血管的生长，科学家们联想到，如果可以设计一种药物就像射箭瞄准箭靶一 样，阻断或干扰血管内皮生长因子，那么血管就无法继续生长，这就达到了阻止肿瘤生长的目的。当治疗靶点存在于某些具有特定基因的肿瘤细胞内时，靶向治疗相比细胞毒性药物治疗更具有针对性，使得"无辜"的正常细胞免于被伤害，减少了对正常组织的破坏，达到更好的疗效。通过靶向治疗，医生可实现对肿瘤治疗的"量体裁衣"。

　　靶向治疗是一种比较精准的方法，但也会存在一些弊端：第一，靶向治疗费用较高；第二，病人对靶向治疗药也会产生耐药性；第三，靶向治疗不是对每个癌症患者都适合，目前它只适用于有这种基因突变的人群。

免疫治疗

正常情况下，免疫系统是人体的"卫兵"，可以识别并清除肿瘤微环境中的肿瘤细胞。但肿瘤细胞非常"狡猾"，为了生存和生长采用不同策略使免疫系统受到抑制，不能发挥正常作用杀伤肿瘤细胞，从而在抗肿瘤免疫应答的各环节出现异常，出现免疫逃逸。

抗程序性死亡蛋白1（PD-1）是一种 T 细胞和 B 细胞表面表达的蛋白质分子。华裔科学家陈列平的实验室首先发现 PD-1 的配体 PD-L1 在肿瘤组织高表达，它可使 T 细胞进入静息状态而无法识别肿瘤细胞，那么肿瘤细胞就可以"放飞自我"了。因此，科学家们想到，如果可以阻止 PD-1 与其配体结合，那么 T 细胞就可以发挥正常的功能，杀伤肿瘤细

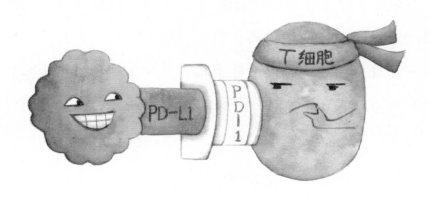

胞了。这种方法利用人体自生免疫系统对抗肿瘤，并不是通过外界药物的作用。

美国小姑娘爱米丽在 5 岁时被诊断为急性淋巴细胞性白血病，原本这种幼年型白血病预后良好，但爱米丽在化疗期间发生了感染，不得不停止化疗。因此，她来到宾州儿童医院，参加了一个叫 CAR-T 的临床试验，此后她的疾病得到了长期的控制和缓解。6 年多过去了，她能弹琴和玩耍，甚至可以跟正常小朋友一样上学。

CAR-T 是一种最新的免疫治疗方法，即嵌合抗原受体 T

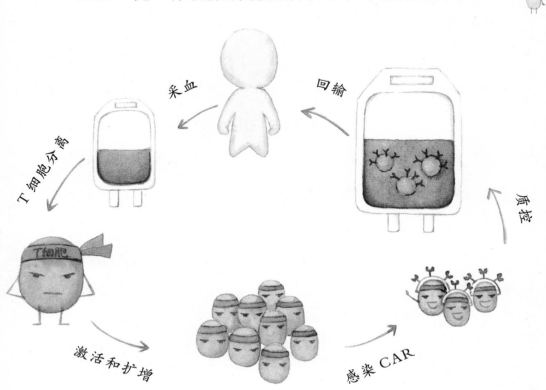

细胞疗法，是通过基因工程技术，让 T 细胞表达的受体可以与肿瘤抗原特异性结合从而达到杀伤肿瘤细胞的目的。经过设计的 CAR-T 细胞在实验室培养生长到数十亿个之多后被注入患者体内，注入之后的 T 细胞在患者体内增殖，并杀死具有相应特异性抗原的肿瘤细胞。目前，CAR-T 治疗已在临床中表现良好，特别是在血液系统肿瘤的治疗上取得成功，在实体瘤方面还需进一步探索。

肿瘤治疗的每一种新方法都折射了科学家们上百年来的不懈努力，精准靶向治疗、人工智能和免疫治疗逐步将恶性肿瘤带入慢病时代。

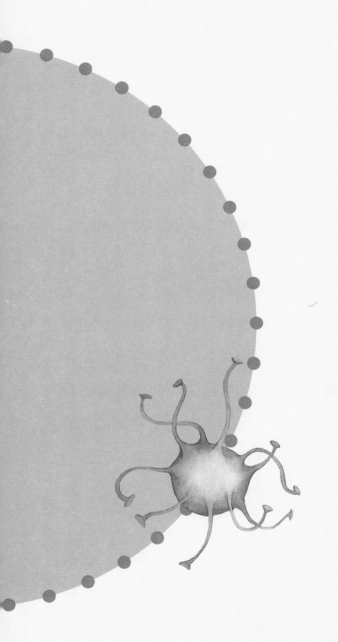

第五章 助你睡个好觉

杨扬

人的一生中，有大约三分之一的时间是在睡眠中度过的，并且睡眠多数时候还伴随着神秘的梦境。当你睡觉的时候，你的大脑都在做什么呢？

脑电波——我们大脑中的那些歌声

我们虽然无法看到大脑中正在进行的活动，但可以用脑电仪检测到一些信号。和测量心电图类似，通过将电极贴在头皮上进行检测可以发现，在睡觉的时候，大脑依然在忙着活动。神经细胞通过数以百万计的电信号时刻不停地传递着信息，而且一群一群的神经细胞常常会出现"步调一致"的电活动。根据这种活动频率（每秒神经被激活的次数），我们可以将脑电波进行分类。

一般来说，脑电波频率越高，人的大脑就越清醒。在脑电波中最慢但振幅比较高的波形叫 δ 波，这种波形会出现在睡眠的第三、四阶段。波动稍微快一点的是 θ 波，它会在睡眠的第二阶段出现。更快一点的是 α 波，它会出现在你闭着

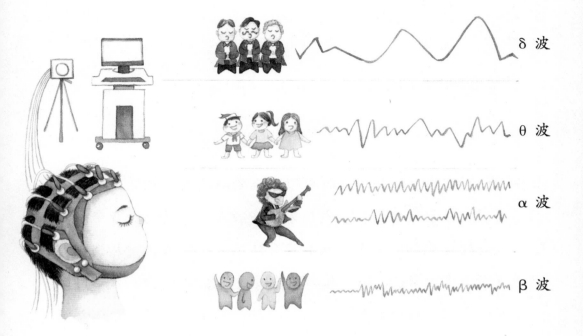

眼或者在做梦的时候。β 波的频率更高一些，振幅也更低，一般出现在清醒思考问题时。

　　如果把脑电波想象成声音的话，δ 波就像男低音合唱团的男声在齐唱一首催眠曲，安静而舒缓；θ 波类似于童声合唱团合唱一首儿歌，轻快明亮；α 波好比在唱摇滚歌曲，节奏紧凑；而 β 波由于振幅低而且频率更快，就像一群人在发出此起彼伏的嗡嗡喧哗声。

你每晚的睡眠有不同的阶段

　　现在你已经知道睡眠可以根据脑电波的差别分为不同的阶段，在下页中你可以看出来，一般人们入睡后的四个阶段是怎样变化的。人在入睡时都会从第一阶段开始，并按顺序逐渐地进入第二、第三和第四阶段。人在睡眠大约一小时后，开始从第四阶段回到第三阶段，然后是第二阶段，紧接着第一阶段（REM 睡眠）。之后再重复下一个循环，每个循环大约是 90 分钟。

　　深夜时的睡眠，停留在第三、第四阶段的时间比较长。到了早晨，第一、第二阶段的时间更长。除去 REM 睡眠以外的睡眠都被称为 NREM（non-REM）睡眠；其中第三、第四阶段由于波形很缓慢还被称作慢波睡眠。

　　在 REM 睡眠时，脑电图显示不规则的高频率快波，说明大脑正在不停地活动，我们一般做梦都是在这个阶段，并且在这个阶段身体肌肉更放松。有的时候 NREM 睡眠时也有梦，不过 REM 阶段的梦境更为生动鲜明，内容情节也更为具体复杂。如果你留心记录自己的梦境，你可能会发现一些白天出现过，但并没有引起你注意的情况进入了你的梦中，有时候白天没有实现的愿望还会在梦里实现。

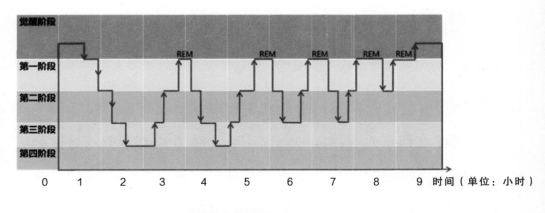

睡眠阶段示意图

睡眠的意义是什么

当我问你：我们为什么需要睡觉？你可能会说：因为睡眠可以帮我们解除疲劳。因为我们体力或脑力劳动导致的疲倦无法只用醒着休息的方式来缓解，所以在晚上我们必须要完全放松进入睡眠状态。可你想过吗，为什么只有睡眠才可以让我们彻底休息？

一些神经科学家们提出，睡眠可能是我们的大脑清除无意义信息的方式。有研究发现，当人们清醒时，大脑在接收到信号后会忙于建立各种各样的神经连接，其中很多是没必要的，所以需要在睡眠中消除这种神经系统的噪声——修剪掉不必要的神经连接，并给未来所需的神经连接腾

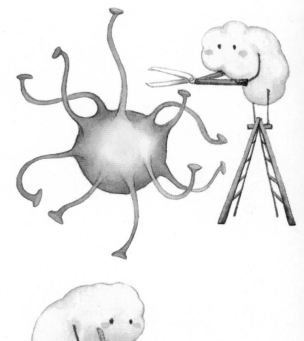

出空间。也有研究发现，睡眠阶段可能是大脑这个"房间"进行大扫除和整理工作的时间，例如，补充大脑所需的信号分子，并冲走有毒的代谢废物。

　　总的说来，睡眠有以下几个作用：修复（细胞的自我修复和休息），生长（例如幼年个体需要更多的睡眠，以助于分泌生长所需要的各种激素），增强脑功能（有助于增强记忆）。睡眠的重要性不言而喻，但是有相当一部分人，遭受着睡眠异常的困扰。

为什么会夜不能寐？

你是否也有过辗转反侧睡不着的经历？对于失眠症患者而言，这样的经历夜复一夜，给他们带来巨大的痛苦。有的人睡不着，有的人则是很容易醒来。失眠不仅会影响我们的睡眠时长，还会影响睡眠质量。偶尔的失眠不要紧，但当失眠每周发生三次以上，就上升到失眠症的程度了。不仅身体难以获得修复，失眠的人还会在白天犯困。长期失眠不仅会让人变成"熊猫眼"、皮肤变松弛、肤色变暗沉等，还会让人记忆力变差、精力下降、情绪波动易怒，并影响学习、社交，更严重的会造成心理疾病，例如抑郁症、焦虑症。中老年人失眠会导致机体免疫力下降，容易加重感染性的疾病，或者患上心脑血管疾病、糖尿病、胃肠疾病等，患上癌症的可能性也会因此增加。对于青少年而言，失眠或者睡眠不良会影响生长素等激素的分泌，影响生长发育。所以如果你想有更敏捷的思维和更健康的身体，一定要按时睡觉，千万不要熬夜。

导致失眠的原因有很多。除了疾病，白天饮用的咖啡、茶以及酒精也会扰乱正常的睡眠。最近的一项研究发现，受试者每天在睡觉前看手机或者平板电脑也会容易失眠！原因是大脑接受短波长的照射（手机或者平板电脑发出的蓝光）后会抑制褪黑素——一种助眠小分子的产生。所以大家睡觉前一定要尽量少看手机或者平板电脑哟！还有很多生物激素的变化也会导致失眠，比如失眠患者分泌比较多的皮质醇以及更年期的女性减少分泌的孕酮和雌激素等。多数情况下，我们在压力下更容易失眠，比如即将考试。有时候，当这些应激事件造成了失眠后，又会进一步让人对失眠产生焦虑和担心，而更进一步增加我们入睡的难度且让人更容易醒来，由此导致失眠愈加严重，形成恶性循环。

缓解失眠的小窍门

万一你有失眠的情况出现了，这里还有一些缓解失眠的方法可能会对你有帮助：

远离手机；

睡前喝热牛奶；

热水泡澡、泡脚；

多做运动（但不能在睡前）；

早点吃晚餐，不要吃夜宵，不要饿着入睡；

避免光线和噪声（无法避免的话可使用眼罩和耳塞）；

转移注意力（听一些舒缓的轻音乐）；

戒除咖啡、香烟、茶、酒精等；

　　放松，不要强迫自己睡着——长时间睡不着时可以起身走动一小会儿后再躺下睡觉。

　　如果某天你发现自己失眠的话，应该先努力尝试这些办法。如果这些方法都试过，却还是无法解决问题，你就该寻求医生的帮助了。

调节你睡眠的开关

事实上，睡眠和觉醒的调节非常复杂，它涉及脑中的多个部位，并涉及多种脑中分泌的调节分子的复杂机制。这里我们先简单聊一些与睡眠有关的调节原理，这样你就可以对睡眠有更进一步的了解：

先为大家介绍在睡眠中起到关键作用的 GABA 及其受体 GABA$_A$。

大脑中的刹车系统——GABA 和 GABA$_A$

请想象一下，大脑中无时无刻不在进行着汽车接力。这场接力有无数辆汽车（神经细胞）参加，每个汽车（神经细胞）接收到重要信息后就会立刻向前开（传播电信号），将信息传递给前面在等消息的汽车（另一个神经细胞）。每个车上都设有油门和刹车，所以开车的速度可以得到控制和调节。汽车（神经细胞）上的刹车装置就是抑制性受体（GABA$_A$）和抑制性小分子（GABA），它们的结合会导致车速（细胞兴奋的传导速度）大大下降，在无数细胞的作用下，抑制了这场接力的进行。

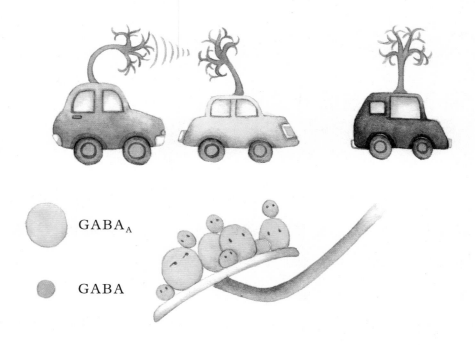

GABA$_A$

GABA

　　我们来仔细了解一下这个神经细胞上的"刹车"是如何工作的。GABA 即 γ－氨基丁酸，它是一种重要的氨基酸，但这种氨基酸并不组成蛋白质，而是专门结合神经细胞表面的受体 GABA$_A$。GABA$_A$ 是由好几部分拼装而成的。我们把每个组装的单元称为亚基。每个 GABA$_A$ 由五个亚基（两个 α 亚基，两个 β 亚基，以及一个 γ 或 δ 亚基）组成。GABA$_A$ 还分不同的种类，有的跟睡眠关系更为密切（含有 α1 亚基的 GABA$_A$），有的跟焦虑和恐惧的产生有关（含有 α2/3 亚基的 GABA$_A$）。GABA$_A$ 上有一些口袋，刚好可以结合 GABA 和别的药物。当 GABA 结合到神经细胞表面的

GABA$_A$ 的结合口袋（这个口袋位于 α 和 β 亚基之间）时，GABA$_A$ 通道中间的孔道就会打开，让细胞外的氯离子进入细胞内。这时，这个神经细胞内部的负电荷一下子变多了，其他细胞的刺激就很难传递给这个细胞，于是这种传递过程就能得到抑制。GABA$_A$ 这种蛋白质在大脑的杏仁核部位含量很高，杏仁核的神经细胞在兴奋时会将焦虑信号向其他脑区进行传递。这时，负责抑制的神经细胞会释放 GABA，到后面的神经细胞去结合GABA$_A$，让这个后面接收信号的神经细胞不容易产生兴奋。所以释放 GABA 这种小分子就可以获得镇静催眠的效果。

镇静催眠药——调整你的刹车

刹车系统 GABA$_A$ 结合 GABA 的能力可以被其他的药物调节增强，可想而知，这样的调节会产生镇静甚至催眠的效果，而这些药物就是我们目前市场上主要的镇静催眠药。

第一类镇静催眠药：传统的苯二氮卓类药物（简写为BZDs）——通过增加"门"（GABA$_A$）的开放率发挥作用，我们常说的"安定"就属于这类药物。当它们与上文中描述的"小门"（GABA$_A$）上特定的位置结合在一起后，会使得钥匙 GABA 更容易进入"锁孔"，而且和"锁孔"结合更紧，这样 GABA$_A$ 打开"门"的概率增加了，从而让"刹车"在更大程度上抑制"接力"。所以这类药物具有镇静、抗焦虑等作用，可以让失眠者更快进入睡眠，增加总睡眠时间，但也会引起一些副作用，比如让人白天犯困、头昏、浑身无力，脑子"转不动"等。这类镇定催眠药持续使用一段时间后，在停药时可能会出现"戒断"症状，比如焦虑、恶心、心慌、失眠等，这也就是我们平时所说的成瘾性。因此，这类药物可不能长期使用哟！

　　属于这类药物的有：艾司唑仑、氟西泮、替马西泮、阿普唑仑、地西泮（安定）、劳拉西泮、咪达唑仑。名字虽然不同，但是这些药物的主要结构相似，发挥药理作用的原理基本一样。由于结构上有一些小的差异，它们的药效也有些不同，比如其中咪达唑仑为超短效药，适合入睡困难的人；艾司唑仑、劳拉西泮为中效药，适合浅眠、易醒、多梦的人；安定为长效药，适合容易早醒的人。

　　第二类镇静催眠药：巴比妥类药物——通过增加"门"的单次开放时间，来发挥药效。这类分子也可以增强 GABA 在受体上的效果，但与前面一类不同的是，它和 $GABA_A$ 相结合后可以增加"门"每一次开放的持续时间，而不是增加它的开放率。不仅如此，这类分子还可以模拟 GABA 的钥匙作用直接将 $GABA_A$ 的孔道打开。通过这些作用方式，起到镇静催眠的效果。然而，这一类药物的最大问题就是，如果不小心服用过量，会导致很严重的副作用，比如呼吸抑制和血压下降，甚至导致晕厥和死亡，所以千万不能滥用。这类药物在失眠的治疗中已经被第一类和第三类药物取代。

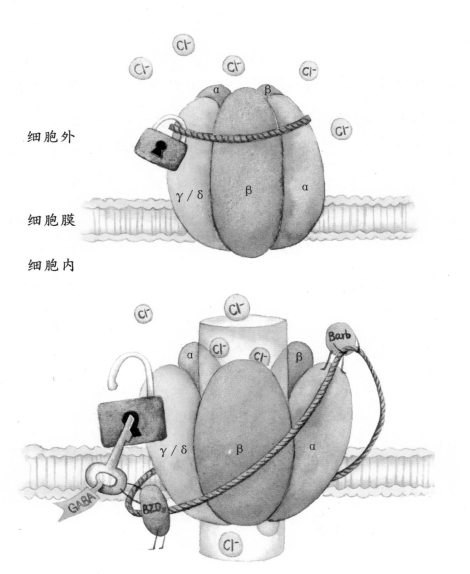

图示为"门"（GABA$_A$）的开关。受体 GABA$_A$ 镶嵌在神经细胞膜上，每个受体由五个亚基组成。GABA$_A$ 的中央孔道未被打开时，大量氯离子存在于细胞外。一旦"门"在"钥匙"（GABA）的作用下开启，氯离子便会经过 GABA$_A$ 中央的孔道进入细胞内。

第三类镇静催眠药：非苯二氮䓬类药物（non-BZDs）——效果更专一。这是一类新型的镇静催眠药。这类分子的结构与上面两类不同，它们只结合在和睡眠相关的那类 GABA$_A$（即 GABA$_A$1）上，所以这类分子的作用更为专一，它们具有和上述第一类药类似的催眠效果，但较少导致嗜睡等不良反应。另外，病人对这种药物依赖性也比较低。但还会有类似导致健忘和停药反弹的不良反应。

主要代表药物：唑吡坦、佐匹克隆、右佐匹克隆、扎来普隆。这类药物为治疗失眠的首选药物，其中唑吡坦属于超短效药，适合入睡困难的人。

睡眠的多种调节途径

其实，大脑中睡眠的调节是个非常复杂的过程，包含了各种各样的调节通路。除了我们刚才讨论的 GABA 和它的受体 GABA$_A$ 以外，还有很多的生物小分子会在脑中生成，通过其他一些途径在大脑中的不同部位传递信号，调节睡眠，比如褪黑素、皮质醇、腺苷、食欲素、组胺，等等。这些分子各自传递的消息不同，在身体不同的岗位发挥不同的作用，有的还跟人体正常代谢、日夜生物节律，或是食欲的形成等有着密切关系。良好的睡眠需要依靠这些信号分子发挥正常功能，而健康的睡眠和生活方式，也反过来让信号分子们有条不紊地工作。

到这里，你已经了解了有关睡眠的许多知识，也知道了克服失眠症的原理，并了解了相关药物的知识。这些知识会对你了解人体、认识我们自身有帮助。睡眠在我们生命中占据如此重要的位置，希望你每天能拥有健康、充足的睡眠！

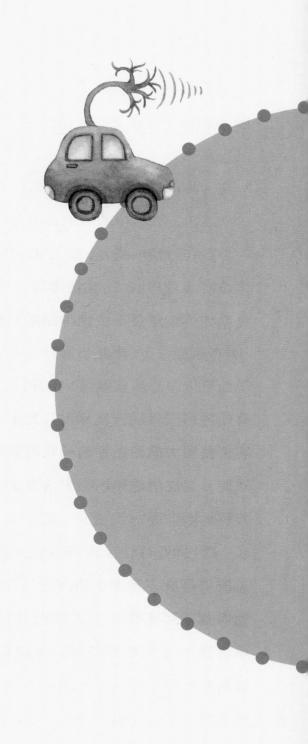

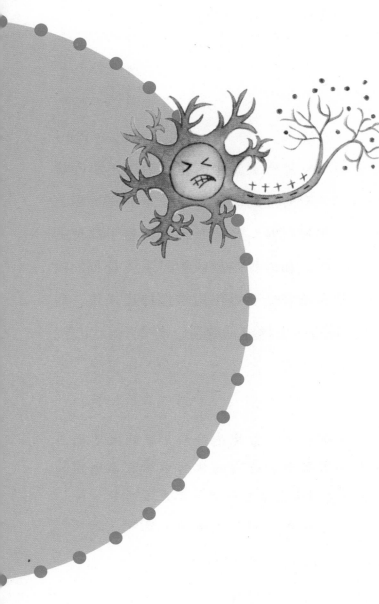

第六章　止止痛

徐光旎

疼痛，想必每位小朋友都感觉到过，在生活中不小心烫到了手或摔破了膝盖都会有疼痛的感觉，也就是痛觉。痛觉是进化赋予人类的一种预警机制，当分布在人体各个部位的痛觉感受器受到强烈的内在和外界刺激或神经系统自身的病变时，微环境组织细胞和器官会互相作用传递神经递质，通过中枢神经系统到达脑部产生疼痛的感觉，提醒你：注意，注意！有情况！

中枢神经系统：中枢神经系统是神经系统的主要部分，包括脊髓和脑；其位置常在动物体的中轴。在中枢神经系统内，大量神经细胞聚集在一起，其主要功能是传递、储存和加工信息，产生各种心理活动，支配与控制动物的全部行为。

痛觉神经极度兴奋会产生难以忍受的剧烈疼痛并引起身

体器官功能障碍，引发极端情绪，继而导致精神疾病。所以在外科手术中，常常需要用到麻醉药，这可以使病人在睡梦中或者无痛的状态下从容地完成手术。平时，我们也可能出现由于机体组织损伤而产生的痛苦感觉，常伴有不快乐的情绪。常见的有牙疼、头疼和肌肉疼等，这个时候就需要用到镇痛药。在接下来的章节中我们就介绍几种具有"止止痛"效果的药物。

麻醉药

17 世纪 40 年代，在靠谱的麻醉术诞生之前，欧洲最普遍的麻醉方法是一群彪形大汉一棍子把病人打晕，俗称"棒麻"。不过这些病人通常会在手术中尖叫着醒来。由于没有切实有效的麻醉手段，患者常会因疼痛而休克，所以"快、准、狠"成为那时的手术标准。那时许多高难度的外科手术得以开展，都归功于外科医生对解剖生理学的探索精神，但很遗憾，这并没有使病人的病痛得到缓解，而真正使外科迅速发展的原因是麻醉术的发现和应用。

17 世纪 90 年代，英国化学家戴维发现吸入笑气（一氧化二氮）会使人失去痛觉。同时，使用者不仅不会昏迷，反而无比亢奋，不断发出笑声。美国牙医考尔顿用笑气给病人尝试做无痛拔牙，效果很好并安全。不过笑气的麻醉很难作用到口腔以外的地方，对于身体其他部位的手术，还需要其他的麻醉药。

几个世纪以来，医生不断尝试多种形式的止痛方法，如冰冻四肢、压迫神经或催眠。直到乙醚和氯仿问世，才使患

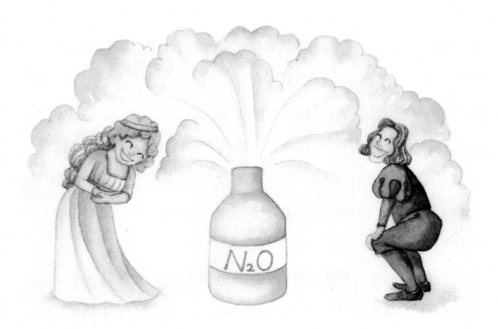

者摆脱了手术中的疼痛，帮助外科医生完成手术操作。在中国，公元200年前后，古代名医华佗曾经使用过一种叫作"麻沸散"的麻醉药，并在病人失去了知觉后进行外科手术。他是世界医药史上最早使用麻醉术进行手术的人。

在现代，医院进行手术的时候经常会用到全身麻醉药和局部麻醉药。全身麻醉药通过呼吸道或者静脉注射后进入人体内，干扰神经细胞的功能，导致神经冲动传递的抑制。常见的全身麻醉药有：乙醚、氟烷、氧化亚氮和硫喷妥钠等。麻醉的深度可通过控制吸入和注射的药物浓度进行调节，可长时间维持麻醉效果，以满足手术的需要。

局部麻醉药以适当的浓度作用于局部神经末梢，暂时阻断神经冲动的产生和传导，在意识清醒的时候使局部痛觉消失。比如：将穿透性强的麻药丁卡因涂于皮肤表面，使黏膜下神经末梢麻醉；将利多卡因注射到皮下或手术视野附近的组织，使局部区域麻醉。这可用于短时的体表小手术，例如烧伤清创、祛除疤痕等。麻醉药进入体内后，可以干扰神经细胞的功能，抑制神经递质的释放，抑制传递疼痛的神经冲动。

在手术的过程中，麻醉医生要全程参与并实时监控病人的身体状况，以及配合手术医生的需求。好的麻醉医生能够很大程度帮助手术科室降低死亡率、减少并发症、缩短住院时间等。所以麻醉医生可以说是每场成功手术背后的"无名英雄"。

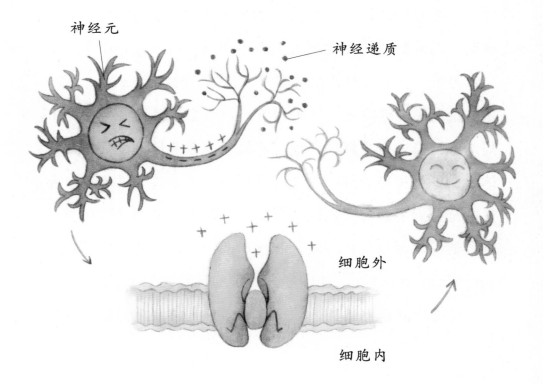

镇痛药

缓解疼痛的药物有麻醉性镇痛药、解热镇痛抗炎药等。

麻醉性镇痛药是指作用于中枢神经系统的能解除或减轻疼痛并改变对疼痛的情绪反应但不影响意识的药物。由于早期这类药物都是天然的阿片生物碱或其半合成的衍生物，故麻醉性镇痛药又称为阿片类镇痛药，常见的有芬太尼、吗啡、可待因和哌替啶。

阿片又称鸦片，是罂粟未成熟的果实浆汁的干燥物。德国化学家泽尔蒂纳在19世纪从罂粟草中分离出一种生物碱，发现它可引起人和动物的睡眠。于是他借用希腊睡梦之神的名字将其命名为吗啡。吗啡是一种生物碱，具有强大的镇痛作用，可扩张血管，减轻心脏负担，并具有一定的镇静作用，消除患者焦虑恐惧情绪。

吗啡虽然临床作用强，但具有耐受性及成瘾性：耐受性是指长期用药后中枢神经系统对其敏感性降低，需要增加剂量才能达到原来的药效；成瘾性是指本类药物被人们反复使用后，使用者将对它们产生身体成瘾和精神成瘾。

在阿片类镇痛药中，不得不提到的是芬太尼。比利时著名化学家和药学家保罗·杨森博士一生创制了80多种新药，其中很多药物在现代麻醉学史上占有重要地位。他在哌替啶的基础上做了改造，于1960年首次合成了比吗啡镇痛效果更强、副作用更小的镇痛药芬太尼。芬太尼通过舌下含服和透皮的方式给药。后来，杨森博士又分别合成了舒芬太尼、阿芬太尼和瑞芬太尼。1977年左右，大剂量芬太尼取代吗啡用于心脏手术。但如果过量使用芬太尼可导致呼吸抑制。

芬太尼的衍生物一度成为实验室毒品的重要成分。由于它的效力极强，并且不在列管名单上，导致了无数药物摄入过量后死亡案例的发生。2018年，美国政府宣布了"遏制阿片类药物成瘾危机新计划"，在同年12月的中美贸易协商中，中美双方同意采取积极行动以加强执法、禁毒合作，包括对芬太尼类物质的管控。

解热镇痛抗炎药

　　解热镇痛抗炎药具有解热、镇痛和抗炎的作用。早在几个世纪前，欧洲一些国家的居民就发现柳树皮可以治疗关节炎。古埃及的医学书籍上记载了柳树叶有止痛的效果。在我国，古代著作《神农本草经》上也有记载："柳之根、皮、枝、叶均可入药，有清热解毒之效，外敷可治牙痛。"1828年，法国药剂师亨利和意大利化学家拉斐尔从柳树皮中提取出一种有效的物质——水杨苷，并通过实验证实其有解热的作用。19世纪，德国化学家霍夫曼合成了乙酰水杨酸，证实它具有更好的解热镇痛效果和低副反应性，1899年以阿司匹林命名并用于临床。100多年来，阿司匹林由于其制备工艺简单、成本低、治疗范围广，成为家庭常备药物。20世纪60年代以来，科学家们通过实验，发现了一批与阿司匹林有类似作用的物质，药物疗效更好、药物副作用更少，统称为解热镇痛抗炎药。目前最常用于小儿发热的解热镇痛抗炎药有对乙酰氨基酚和布洛芬等。这两种药想必小朋友们并不陌生，在发热的时候经常使用。其中，对乙酰氨基酚毒副作用少，较易耐受，是一种比较安全的退热药，很多复方制剂的感冒药里都有它的存在。

感染和炎症都会引起身体发热，这些情况共同的特征就是有大量的细胞因子产生，细胞因子促使机体增加产热，使体温升高。在人体体温超过38.5℃时就需要用药了，因为高热持续太久可使身体多种功能失调，出现惊厥和消化功能紊乱等明显的不舒适症状。要知道，使人体感觉舒适、充分睡眠和休息，也是促进疾病康复的非常重要的条件。

机体发热时，前列腺素等细胞黏附分子的合成及活性表达增强，可致血管扩张和组织水肿，产生炎症反应。解热镇痛抗炎药可通过抑制体内的前列腺素起到抗炎的作用。解热镇痛药同时还有中等程度的镇痛作用，对慢性钝痛例如头痛、关节痛等有良好的效果，但是反复和大剂量的使用，会导致恶心、呕吐、上腹疼痛等，甚至可诱发过敏反应。所以布洛芬一般建议与食物同服，可减轻消化道反应。对乙酰氨基酚对消化系统的刺激作用较小，可在空腹的情况下服药。注意任何药物都需遵照医生的要求服用。

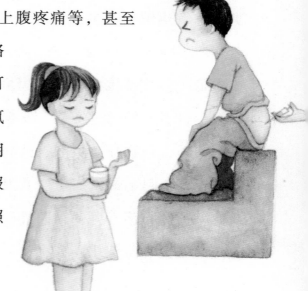

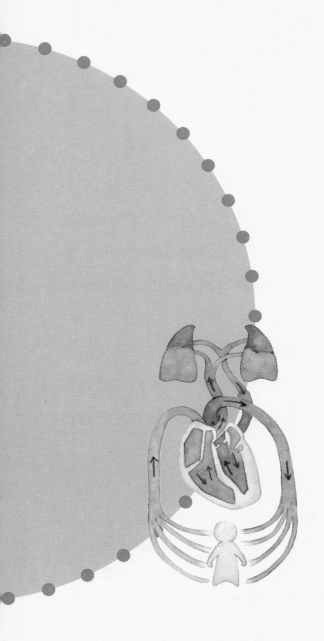

第七章 降降压 —— 高血压及其药物治疗

宋明柯 宋泰格

经过以上几场紧张激烈的"拼杀"，我们已经见识了药物战士们是怎样和细菌、肿瘤交手的。有些药物还做过催眠大师或者止痛大将军。现在让我们来到高血压病的战场，认识一下抗高血压药。相信大家对高血压并不陌生，但是你知道吗，高血压分"原发性高血压"和"继发性高血压"两种，该怎么区分呢？我们请来了药物战士的好朋友——电子血压计，它对高血压方面的问题再熟悉不过了。让我们的药物战士休息片刻，请电子血压计为大家讲解高血压和它的药物治疗常识吧。欢迎，欢迎！

大家好，我是电子血压计，下页的方块型小仪器就是我，把我侧面的充气套袖套在您的手臂上，扣紧尼龙粘扣布，然后按启动按钮，就开始测量血压了。家里常备一台电子血压计，可以帮助大家及早发现"高血压病"哟！

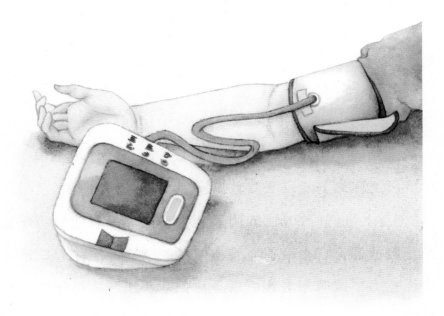

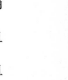

　　"原发性高血压"和"继发性高血压"都指出了血压偏高的症状，但是二者的含义还是有明显区别的。原发性高血压又叫作高血压病，占高血压病人的90%以上，是心脏和血管系统自身病变造成的。继发性高血压不叫高血压病，是人体的其他器官病变造成的，例如一些肾脏或者甲状腺疾病就会导致血压升高。我们平常听到人们说的"我有高血压"，多数是指原发性的高血压病，大部分高血压病不能手术治疗，需要依赖药物缓解。

什么是血压?

人体的血液顺着血管流遍全身,把氧气和能量物质输送给全身的器官。血液在血管内前进时,会冲击血管壁产生一个压迫力,这个压力在医学上称为"血压"。血压的大小可以测量,它的单位是毫米汞柱(mmHg)。需要测量血压时,人们把胳膊伸进电子血压计的袖带里,按启动键后袖带会收紧,过一会儿电子血压计就读出两个数值来,分别是"收缩压"和"舒张压",例如写成120/70mmHg,这是说收缩压为120毫米汞柱,舒张压为70毫米汞柱。

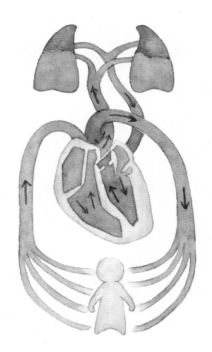

什么是"收缩压"和"舒张压"?

血压怎么又分"收缩压"和"舒张压"两个指标呢?且听我慢慢讲来。血液是在心脏的推动下才顺着血管流遍全身的。打一个比方,心脏就像一个水泵,里面的空腔充满了鲜红的血液,血管就像连接在水泵上的橡皮管，心脏收缩时，血液被快速挤出、流向血管，此时对血管壁施加的压力叫作"收缩压"。然后，心脏就会舒张，也就是放松和休息片刻，这时候血液对血管壁的压力叫作"舒张压"。

血压计会同时测出"收缩压"和"舒张压"的大小。请大家猜一猜："收缩压"和"舒张压"，谁大谁小呢？

什么是高血压？

一个人是否得了高血压，需要根据一个全世界通用的标准来判断。1999 年，世界卫生组织和国际高血压联盟指出，健康血压的理想范围是 90/60—120/80 mmHg，也就是说收缩压要在 90—120 mmHg 之间，舒张压要在 60—80mmHg 之间。当一个人的收缩压 ≥ 140mmHg，或者舒张压 ≥ 90mmHg 时，就可以诊断为高血压了。

2017 年 11 月 14 日，美国心脏协会联合心脏病学学会等多家组织，对高血压的界限提出新指南，与以往大于等于 140/90 mmHg 不同，新指南认为收缩压 ≥ 130 mmHg，或舒张压 ≥ 80 mmHg 就算是高血压了。

请注意，以上高血压的判断标准是针对成年人制定的，对儿童并不适用。这是因为高血压病多见于中老年人，儿童处于生长发育期，很少得高血压。但是，如果有小朋友习惯于暴饮暴食，喜欢吃口味重的食品，久而久之出现肥胖，血压也会上升。所以过度肥胖的小朋友需要当心，你的血压可能偏高。小朋友们，如果对自己的血压有疑问，就尽快去医院咨询儿科医生吧。

高血压病是长时间不知不觉地、逐渐形成的慢性病。高血压病的早期一般没有明显的身体特征，得了高血压也没有什么特别不舒服的感觉，只是在测量血压时才发现自己血压偏高。高血压病如果不进行治疗，时间长了会造成身体其他部位发生病变，例如造成心脏病、脑出血，有的还会造成肾脏功能衰竭，或者造成肺水肿和全身浮肿。

影响血压高低的因素

人们都希望自己的血压在理想范围内，怎么有人会得高血压呢？在这里我给大家简单讲一下高血压病的来龙去脉。

根据上面讲的血压形成原理，我们可以看出，心脏排出血量的多少决定了血压的高低。但这不是全部，血压的高低还取决于血液的体积和血管的弹性阻力。我们的血管就像一个橡皮管，当血液的体积也就是血容量增大时，血压会上升，这就像往橡皮管里灌入了更多的水，所以压力会变大。这时如果我们的血管弹性很好、阻力小，就会舒张和增大管腔，从而缓冲血压的上升。但是血管如果因为老化而失去弹性和阻力变大，就不能舒张和变宽，血容量增加带来的压力得不到缓冲，血压就会增高很多，这就形成了我们所说的"高血压"。

如何治疗高血压

高血压病是一种慢性病，不能手术治疗，只能靠药物来缓解，并且无法治愈，需要终身治疗。药物治疗是为了安全有效地降低血压，减少高血压并发症的发生，保护其他器官不受损害。那么药物是怎么降低血压的呢？影响血压的因素主要有三个：一是全身的血容量，二是心脏的排出血量，三是外周血管的阻力。任何一个指标变高都会引起血压上升。抗高血压药可以通过减少全身的血容量来降低血压，可以通过降低心脏的排出量来降压，也可以通过减少血管的阻力来降低血压。下面介绍常用的抗高血压药物。

常用的降压药分为三大类

第一类是利尿降压药，也就是促进排尿的药物可以降低血压。这类药物有的叫"氢氯噻嗪"，有的叫"氯噻酮"，有的叫"呋塞米"，还有叫作"吲哒帕胺"的，这些药物口服就可以降压。服用利尿药后排尿量会比平常多，比如每天的小便次数比平常多，每次小便的量也变大。

为什么小便多了血压就会下降呢？回答这个问题首先需

要知道血液中超过 70% 都是水，血液经过肾脏过滤后，一部分水变成了尿液，以小便的形式排出体外。利尿药会让血液中的水分更多、更快地变成尿液排出去，这样就减少了血液的总体积。再重复一遍上面讲过的比喻，血管就像一个橡皮管，里面装满血液。当血液体积增大时，血压会增加。反过来，当血液体积变小时，也就是让血容量减小时，血压自然也就降下来了，这就是利尿药降低血压的道理。

第二类降压药通过减少心脏输出血量来降低血压。前面讲过，心脏收缩时，血液被快速挤出、喷向血管，血液对血管壁产生的压力叫作血压。心脏排出血量的多少决定了血压的高低。若想降低血压，就要减少心脏排出血量；若想减少心脏排出血量，就要降低心脏收缩力。所以，能够减少心脏收缩力的药物，就能降低心脏排出血量，引起血压下降，产生抗高血压的效果。这类药物也是口服的，比较常用的有普萘洛尔、美托洛尔和阿替洛尔。其中，普萘洛尔还有一个有趣的别名，叫作"心得安"。

第三类降压药通过降低外周血管阻力来降低血压。前面讲过，血管就像一个有弹性的橡皮管，正常状况下可以收缩变狭窄，也可以舒张变宽阔，对血压升高有缓冲作用。但是，高血压病人的血管弹性变差，管腔不能正常舒张变宽，对血流的阻力较大，因此产生高血压。幸运的是，医药学专家们早就知道血管阻力增加是高血压的一大病因，从而针对性地开发出了很多能够舒张血管的药物，它们可以让血管松弛下来，降低血管阻力，以使血压下降。

能舒张血管和降低血管阻力的药物比较多，又分为以下5个小类：

第一类药的名字最后都有"地平"两个字，例如非洛地平、硝苯地平、拉西地平、尼群地平、氨氯地平等，口服后不久便会产生舒张血管和降低血压的效果。这类药物中有一个明星药——络活喜，它的主要成分是就是氨氯地平，"络活喜"这个药物自从 1990 年问世以来，逐渐成为世界处方量最大的降压药物之一。

第二类药的名字最后都有"普利"两个字，例如卡托普利、阿拉普利、贝那普利、雷米普利等，这类药物口服后可以减轻血管的紧张度和僵硬度，因此降低血压；另外，它们对心脏也有很好的保护作用。但是，美中不足的是这类药物会引起咳嗽这样的不良反应。

第三类药的名字最后都带有"沙坦"两个字，例如缬沙坦、氯沙坦、厄贝沙坦等，也是口服的，降压的作用与以上"普利"类的药物相似，但是不会引起咳嗽。

第四类药的名字最后都带有"唑嗪"两个字，例如哌唑嗪、特拉唑嗪等，口服易吸收，扩张血管的作用非常明显，不仅会让高血压降下来，还会进一步造成低血压。

以上 4 种降压药都是口服药物，第五类药物不能口服，需通过静脉点滴用药，代表药物为硝普钠。它是强效扩血管药，降压作用强，主要用于治疗高血压急症或重度高血压。硝普钠在光照作用下很容易分解和失效，所以静脉点滴时应该使用避光输液器。

降压药的选择

以上介绍了三大类降压药物，其中第三类药物又分成 5 个小类，可见降压药的种类非常之多。一旦得了高血压，该如何用药呢？我们要清楚降压药不是普通商品，不能像在超市买东西那样随便挑选，也不要直接跑去药店买。首先要做的是去医院看医生，心脏病内科的医生会帮助我们选择合适

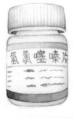
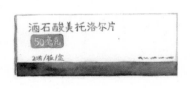
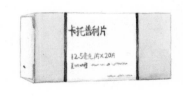
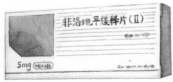
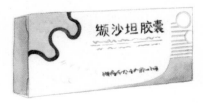
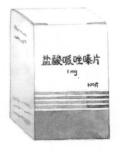

的药物。

医生在开降压药处方的时候，会遵循"个体化治疗"的原则，意思是说根据患者的不同情况选择相应的药物。轻度和中度高血压一般采用单一药物治疗；严重的高血压单一药物治疗效果不好，需要联合使用两种以上降压药。除了降压药，适度运动也能降低血压，最近上海交通大学医学院药理学系的陈红教授发现，患有高血压的中老年人每天慢走 40 分钟以上，也能有效降低血压。

生活中如何预防高血压

中老年人、过度肥胖者和长期饮酒的人特别容易得高血压病。不好的生活习惯容易导致高血压的产生，例如精神紧张、吃太咸及太甜的食品、抽烟和大量饮酒。那么生活中怎么做才能预防高血压的发生呢？我在这里总结了几条，供大家参考：增加体力活动，锻炼身体；避免情绪紧张和精神压力过大；不抽烟，不喝酒；减轻体重，肥胖的人容易得高血压，体重减轻5千克，就能降低血压；少吃太咸和太甜的食品；饮食上注意多吃蔬菜和水果，如西红柿、菠菜、黄瓜、柑橘、苹果、荔枝、葡萄等，多吃瘦肉、鱼类和豆制品，健康的饮食习惯有降压和保护心脏的作用。

定期体检和测量血压是及时发现高血压病的好办法，所以家里最好准备一台电子血压计，以便定期测量血压。今天的"高血压和药物治疗"常识就讲到这里，药物战士们也休息好了，让它们起身奔赴下一站吧！

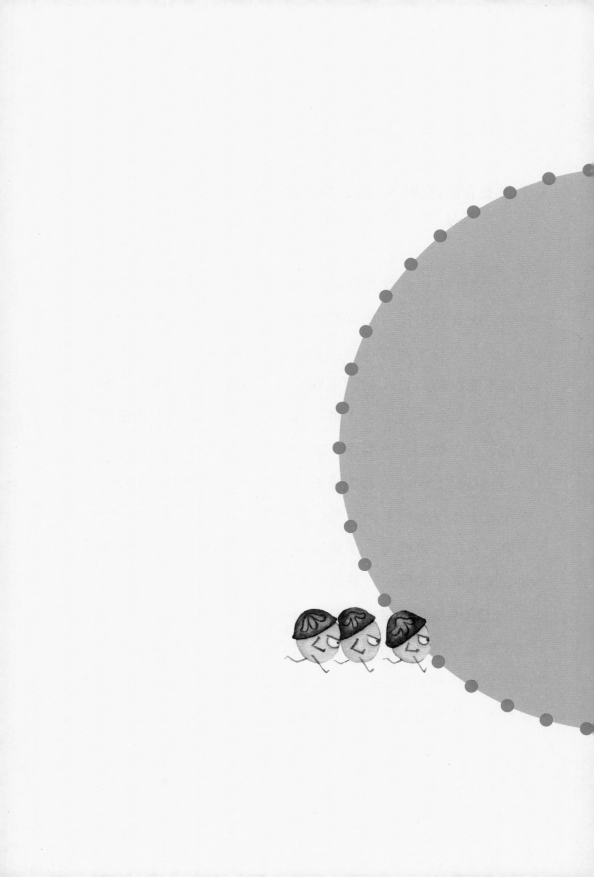

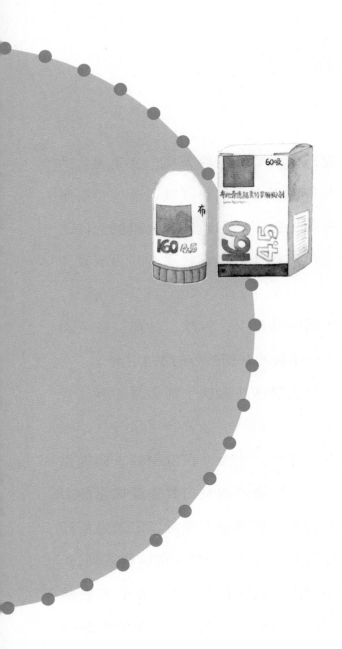

第八章　通通气 ——　呼吸系统常用药物

崔永耀

令人心烦的咳、痰、喘

呼吸道与外界是相通的。阴晴不定的天气、变化无常的气温、室内外污染的空气等都很容易引起呼吸道反应，甚至引发炎症。炎症可以是感染性的，也可以是非感染性的。咳、痰、喘是呼吸道炎症常见的症状，这些症状通常互为因果，相互关联。

在用药物治疗原发疾病的基础上，镇咳、祛痰、抗炎和扩张气管是消除或缓解这些症状的常用治疗方法。

要想用药物治疗咳、痰、喘这些症状，则必须了解气管的结构。

生命在于"一呼一吸"之间。呼吸，它为我们人体提供生存所必需的氧气；呼吸，它能通过调整二氧化碳排出的多少进而调节血液酸碱度，为身体提供一个相对稳定的内部环境。因此，呼吸是整个人体这部机器协调运作的前提条件。

气管是一个可以自由通气的管道。气管管腔的开放状态，能够保证呼吸功能的正常进行。但是，气管的管腔会发生改变。

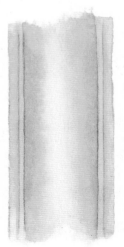
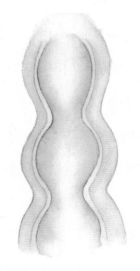

正常气管　　　　　　　气管痉挛

气管的管腔为什么会发生改变呢？这是因为气管壁上紧密排列着桶箍一样的环状肌，又叫作"平滑肌"，如同橡皮筋可以"收缩"，也可以"舒张"。

正常人吸气时，空气经过气管时会受到一定的阻力，但人基本上感觉不到。而当气管平滑肌受到刺激时会发生收缩，在发生持续且剧烈的收缩（痉挛）时，气管的管腔就会狭窄，呼吸就会不畅，出现气喘，慢慢就会呼吸困难。

我们知道，气管管壁上还覆盖着一层由杯状细胞和柱状上皮组成的黏膜。黏膜下层含有较多的黏液腺和浆液腺。这些细胞和腺体在那儿担当什么职责呢？

这一岗位的职责就是分泌一些"黏液"。薄薄的一层黏液覆盖在气道表面，起着润滑和俘获进入气道的灰尘、细菌和其他吸入微粒的作用。

但是，混有"不干净"东西的黏液总不能存放在气道里，必须把它清除出气道。

如何清除？那就将任务交给"柱状细胞"吧。

我们知道，柱状细胞上长着"纤毛"，纤毛会有节律地定向摆动，将气道内"不干净"的黏液向同一方向"搬运"，在这里纤毛充当了"搬运工"。随着摆动，纤毛将黏液搬运到咽喉部咽下，所以不会感到麻烦。

注意，咽喉部有许多敏感性很高的"感受器"，当感受到黏液时会引起咳嗽。

气道内的分泌物主要分为两层：下面一层为水样层，无黏性；上面一层为凝胶层，有黏性。凝胶层的成分大部分是水，达 95%，其余是酸性糖蛋白等成分。黏液的黏性与酸性糖蛋白含量的多少直接相关。许多酸性糖蛋白分子通过"双硫键"连接在一起，形成凝胶网。气道分泌物中含有一些来自死亡

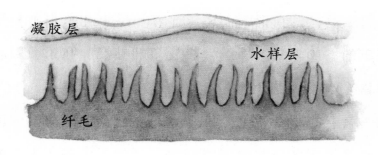

凝胶层

水样层

纤毛

细胞和细菌的 DNA（脱氧核糖核酸），DNA 可通过钙离子与糖蛋白交联，融入凝胶网中，同时 DNA 还能抑制内源性蛋白水解酶的活性，使凝胶网不被分解而保持黏稠状态。

当呼吸道受到外界因素刺激时，黏液的分泌会大大地增加，黏稠度会发生变化，如果超过了作为搬运工的纤毛摆动能力，就形成了"痰液"。

痰液主要由黏液、异物、病原微生物、各种炎症细胞及坏死脱落的黏膜上皮细胞等组成。原来稀薄的痰液在混合了坏死的组织、细胞及细菌后会变成又黏又厚实的"浓痰"，卡在呼吸道。

接着，是气道炎症。

炎症就是平时人们所说的"发炎"，是我们身体对于刺激的一种防御反应，表现为红、肿、热、痛和功能障碍。

炎症可以是由感染引起的感染性炎症，也可以是非感染性炎症。炎症会导致气管内壁黏膜的水肿，水肿的气道黏膜会侵占气管内的空间，导致气管管径狭窄，呼吸阻力增大。

炎症反应也可引起气管、支气管平滑肌收缩。

在疾病的初期，在去除致病因素以后，机体可以恢复到正常状态。但很多时候在病情好转后，患者可能再次接触病源，如此反复，气管和支气管的炎症长期反复，变成慢性病而不能根治。久而久之，不但平滑肌会持续且剧烈地收缩（痉挛），气管壁也会因为受到炎症的持续刺激而变厚、扭曲，于是气管管径变小，空气通过的时候会受到很大的阻力，呼吸就困难起来，喘不过气。

打个比方说，阻塞的气道就像充满了油污的下水道，水很难从中通过，只有管理油污源头、清除管道内的油污才能获得流畅的下水道。同样，解除平滑肌痉挛、去除气管内分泌物、去除炎症才能挥去令人心烦的咳、痰、喘，让你顺畅而自由地呼吸。

令平滑肌收缩或舒张的"键"

气道平滑肌的痉挛使得气道管径变狭小，气道阻力增大，妨碍了气流自由地进出气道。

怎么才能打开气道呢？首要的是解除平滑肌的痉挛状态。

我们知道，一架钢琴上布满了许许多多、各式各样的"键"，这些键，又通过各自的连接件与控制单元相连。点击不同的键，才能通过连接件触发控制单元，发出悦耳的声音。

如果将"键"视作"受体"，将连接件视作"电信号"，又将"控制单元"视作"平滑肌"。那么点击键（受体），如同向所控制单元（平滑肌）发出电信号（肾上腺素能信号或胆碱能信号），使气道平滑肌的状态发生改变，使其或收缩或舒张。

最常用的"键"有：β 受体、M 受体。

β 受体可以接收肾上腺素能神经释放的信号，使气道平滑肌处于松弛状态，气道管径变大，让呼吸通畅；M 受体可以接收胆碱能神经释放的信号，使气道平滑肌处于收缩状态，气道管径变小，让呼吸受阻。

β 受体与 M 受体各自扮演着"红脸"和"白脸",左右着气道平滑肌的状态。

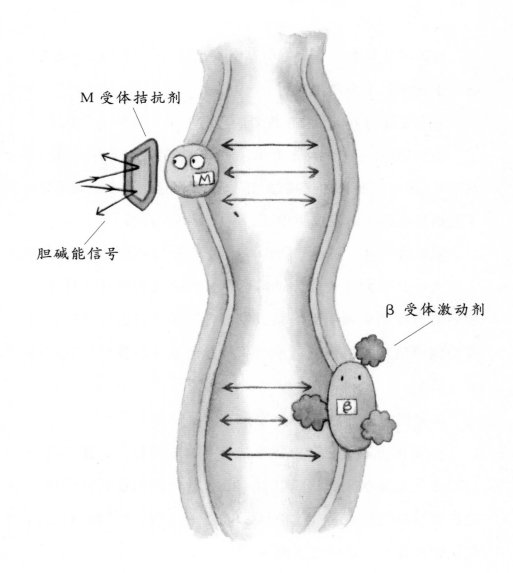

巧施"支扩剂"之"魔手"精准地点击"键"

常见的支扩剂有 β 受体激动剂和 M 受体拮抗剂，它们分别对应着 β 受体、M 受体。那么什么是受体呢？受体是指任何能够同激素、神经递质、药物或细胞内信号分子结合并能引起细胞功能变化的生物大分子。

β 受体激动剂，以自动出击的方式，直击 β 受体，使气道的平滑肌处于松弛状态，气道管径变大，呼吸通畅。

M 受体拮抗剂，则以挡箭牌的方式，阻挡胆碱能神经释放的信号对 M 受体的作用，结果是气道管径也变大（间接作用），呼吸由之而通畅。

不同类型的受体，以及不同受体亚型的出现使我们的机体活动更丰富、更精细化。

与气道平滑肌收缩和舒张有关的 β 受体是 β2 受体亚型；M 受体是 M3 受体亚型。

在键—连接件—控制单元之间有许多"节点元件"，它们的功能也影响着"乐音"。有一个"节点元件"叫

"cAMP"。β 受体通过这个节点元件与平滑肌相连接。按下"β 受体"键，cAMP 水平提高，使平滑肌松弛，反之，平滑肌收缩。

我们体内还有一个叫作"磷酸二酯酶"的酶，它也与 cAMP 有关联，这个酶的活性左右着 cAMP。抑制这个酶的活性，cAMP 水平升高。也就是说 β 受体与磷酸二酯酶都通过这个 cAMP 信息传递节点调控着平滑肌的状态，使其或松弛或收缩。

对键的点击方式分两种：可"短促"地点击一下，使气道管径发生"短时"变大；也可以"持续"点击，使气道管径发生"持续"变大。因此，支扩剂又可分为二类：一类是短效的，另一类是长效的。长效支扩剂对平滑肌的舒张时间长些，常常用来长期给药；短效支扩剂对平滑肌的舒张时间短、作用快，能快速缓解气道症状，也称急救药物。

"魔手"是怎样炼成的

奏出美丽的乐音需要一双"魔手"，"魔手"可不是一天就能炼成的。"魔手"的练就需要"磨"，需要"炼"。

磨需要时间，练就需要更多的时间。要磨炼出一双仅对 β2 受体亚型具有作用的"魔手"，即精准点击气道平滑肌上的"穴位"—— β2 受体，才能达到解除平滑肌痉挛的目的。

大"魔手"β 受体激动剂的练就最早可追溯到 3000 年前，那时，中国的传统医学就用麻黄来平喘止咳。麻黄中含有"麻黄碱"和"伪麻黄碱"。麻黄碱对 α 与 β 受体均起兴奋作用，β 受体兴奋后对气管平滑肌产生松弛作用，α 受体兴奋后会使心肌收缩力增强、心率加快、血压升高。

在 1900 年，科学家成功地分离得到"肾上腺素"纯品，并在 1903 年化学合成了肾上腺素。至此，化学合成同系物的时代开始了。由于肾上腺素类似麻黄碱，既对 α 受体有兴奋作用，也对 β 受体有兴奋作用，因此需要对它的化学结构进行改造，寻找对气道平滑肌收缩与舒张相关的 β 受体及亚型。

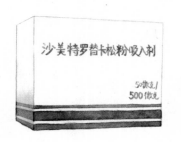
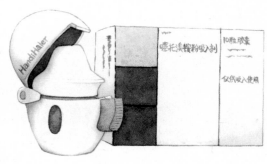
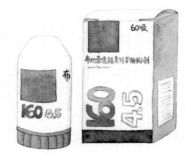
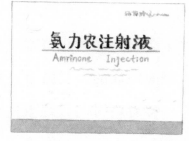

　　很快，在1930年，人们找到了仅对β受体产生作用的"异丙肾上腺素"。但是，异丙肾上腺素不专一，对β受体亚型没有选择性，既可作用于心脏上的β1受体，也可作用于气管平滑肌上的β2受体。

　　怎么办？继续练功。

　　功夫不负有心人，终于在20世纪60年代，人们发现了仅对β2受体起兴奋作用的化学物：小沙（沙丁胺醇）和小特（特布他林）。两兄弟魅力十足，但耐力不够，作用时间短。所以这两兄弟被归类为短效选择性β2受体激动剂。接着，在2000年，人们发现了魅力足、耐力也够的老沙（沙美特罗）和老福（福莫特罗），把这两兄弟归类为长效选择性β2受体激动剂。

同样，"魔手"老二 M 受体拮抗剂练功的时间也不短，可追溯到 17 世纪。那时印度人从曼陀罗、天仙子、颠茄中发现了"莨菪碱"类生物碱，它们也具有解痉等作用。

接着，在 20 世纪 70 年代，科学家研制了"异丙托溴铵"。它出手"快"、"耐力不足"（短效作用），而且出手后对"键"的点击不够精准，即它对胆碱 M 受体的"亚型"不具有选择性，既可阻断 M3 受体亚型产生舒张气道平滑肌作用，也可阻断胆碱 M2 受体亚型，出现对抗阻断 M3 受体亚型的情况。

不够理想！继续努力。

可喜的是，在 2000 年，我们在竞技场上见到了新"魔手"——噻托溴铵及它的兄弟。它们都能精准地点击胆碱 M3 受体"穴位"（亚型选择性），而且出手后对 M3 受体能持续地点击（长效作用）。因此，我们把这些兄弟归类为长效选择性 M3 受体拮抗剂。

磷酸二酯酶抑制剂的家族最早可从饮"茶"说起，所以我们也常将磷酸二酯酶抑制剂叫作"茶碱类"。但它在支扩剂家族中的地位就不那么高了，且就把它叫作"魔手"老三吧。

疏通、保畅担当者——祛痰药

"痰"，对呼吸道疾病症状的频发做出了很大的贡献。

痰量、黏稠度、纤毛运动状况，以及呼吸道表面的凝胶层和水样层组成比例等因素都可以影响痰液的排出。

痰"卡"在呼吸道，就会形成气道"阻塞"。就像粘在衣服上的口香糖，怎么弄也弄不下来。

痰液，本身含有丰富的营养物质，对病原体来说，痰液是一个非常好的"温床"，有利于病原体的滋生、繁殖。毕竟一口痰中"驻扎"着成千上万的病菌。痰液大量聚集在气道内不仅影响着通气和换气，也容易引起气道感染。气道的感染又会加重气道炎症。

虽然 β 受体激动剂能够使纤毛上的 β 受体兴奋，促进纤毛摆动，加速黏液的排出，M 受体拮抗剂也能够抑制黏液的分泌，减少痰液的生成；但是针对"痰"，还须专门设立一个"排堵保畅"部门，即"祛痰药"部门。

祛痰药的职责大致上有四项：改变痰液的理化特性，降低痰液黏稠度；恢复气道上皮黏液层的正常结构以及纤毛的清除功能；抑制黏蛋白的产生和分泌，减少高黏度黏液的生成；促进纤毛运动，加快黏液转运。

部门下设四个岗位，每一岗位聘请若干人员担当"清道夫"。

一号岗位的名称是"黏液稀释剂"，成员有氯化铵、愈甘醚。主要是刺激胃黏膜，反射地增加呼吸道分泌，使痰液被稀释而易于咳出。

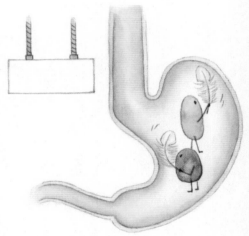

二号岗位的名称是"黏液促动剂"，成员有溴己新、氨溴索。主要是管理细胞的分泌物，调节痰液中浆液与黏液的分泌，降低痰液黏稠度，同时负责促进纤毛运动。氨溴索还具有溴己新所没有的"独门招数"——促进肺表面活性物质的形成，降低肺泡表面张力、维持肺泡容量的稳定性，阻止肺泡毛细血管中液体向肺泡内滤出。

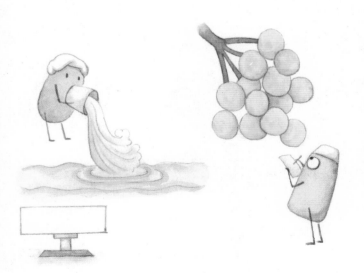

三号岗位的名称是"黏液促排剂"，有桃金娘油等成员。主要溶解黏液、促进分泌，同时管理细胞上纤毛运动，促进痰液排出。

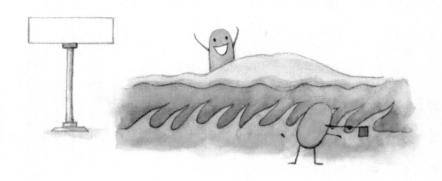

四号岗位的名称是"黏液溶解剂"，成员有乙酰半胱氨酸、羧甲司坦、厄多司坦。它们拥有特别的"化学结构"，叫作"巯基"。巯基有特别的"武功"，它会钻到黏液中与蛋白中"双硫键"调换位置，用"巯基"换下"双硫键"，结果是，大团块的痰变为小团块的痰，浓痰变成稀痰。

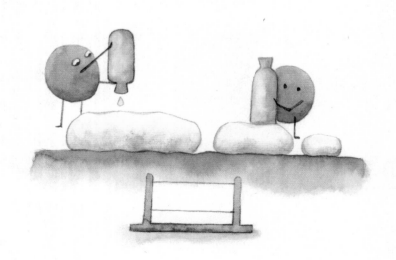

为什么会发生这样的改变呢？我们知道，痰液中含有糖蛋白多肽链，肽链之间是靠"双硫键"相互连接的。就如同我们编织一张网，需要"绳"，也需要绳与绳在横竖交叉处打上"结"，"结"是构成网的必备要素。

　　许许多多的绳通过结而编织成网。将"绳"视同多肽链；将"结"视同双硫键。那么，多肽链通过双硫键形成凝胶网，如果这张网被坏死的细胞、细菌等充填就形成了浓痰。双硫键就成为祛痰的关键。

激素是一把"双刃剑"，该亮剑时就亮剑

"炎症"在呼吸系统疾病中扮演着非常重要的角色。

如果患者的呼吸道受到细菌感染的话，应拿起"抗生素"大棒。

抗生素"消炎"只针对细菌感染引起的炎症。然而对于病毒、过敏及损伤等因素引起的炎症，抗生素毫无用处。此时，要用到一个很重要的武器——"激素"。

这里讲的激素用来"抗炎"，与我们平时所说的"消炎"不一样。我们通常说的"消消炎"指的是用抗生素来对抗细菌性感染，而用激素所抗的炎症，指的是非细菌性感染引起的炎症：大多表现为红、肿、痛、热等症状。

人们一提起激素，便谈虎色变，退避三舍。其实这种观念是很错误的，科学地讲，人体需要激素。

激素对于我们每一个人来说，都是至关重要的，它在我们的机体内起着不可替代的作用。我们体内的丘脑—垂体—肾上腺系统管理着激素的分泌，这儿的激素被称为"天然激素"，也叫作"内源性激素"，包括可的松、氢化可的松。

外源性糖皮质激素是人工合成的，如泼尼松、泼尼松龙和地塞米松等。

原来激素竟是我们最熟悉的陌生人。几十年来，糖皮质激素在医学上扮演过夺宝奇兵，也受到过指责诘难，可以说是毁誉参半。但对大多数人来说，它仍然像是雾中花和水中月一般难以被看得真切。我们的身体究竟是应该爱它，还是应该恨它呢？给身体这个"松"或那条"龙"，需要理由吗？

事实上，在人体内，丘脑—垂体—肾上腺系统释放的可的松是一个勤劳的快递员，它在大脑中央司令部的指令下来到肌细胞、肝细胞和免疫细胞，随着血液来到身体的每个角落。中央司令部的指令很明确，就是要调动一切可以利用的物质，像糖原、蛋白质、脂肪等，参与物质代谢，维持生命所必需的活动。

当给予身体更多的激素，即药理剂量时，糖皮质激素将承担更重要的使命。

糖皮质激素有抗炎、消肿、止痛的作用，起效快、疗效又好，但对感染性炎症没有作用。

糖皮质激素有免疫抑制作用，会引起在人体中担任着重要角色的免疫细胞大量阵亡，使得细菌、病毒等可以肆意侵入我们的机体，对机体造成损害。

糖皮质激素的长期使用会导致感染的发生，一旦受到病

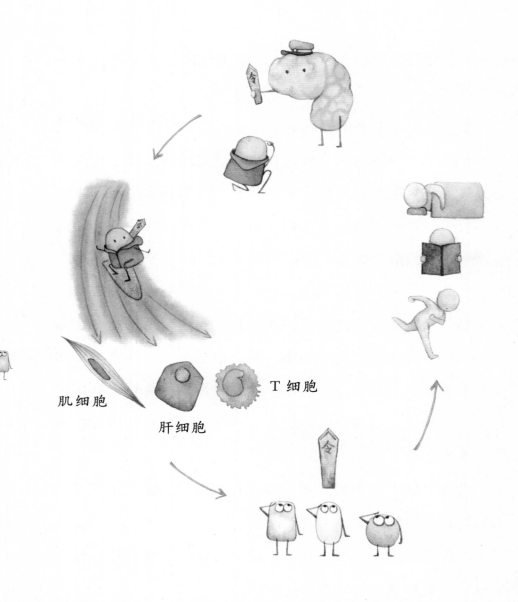

肌细胞

肝细胞

T 细胞

原菌的感染，就需要使用足量并且有效的抗菌药物进行治疗。

糖皮质激素是天使，也有魔鬼的特性

我们的身体是一个精密的天平。大脑中存在糖皮质激素感受器（受体），这是一个反馈信号通道。接到信号后，促肾上腺皮质激素的分泌会减少，甚至停止分泌。这样一来，肾上腺没了信号源，就会减少、停止分泌糖皮质激素。当分泌的那些激素恰到好处时，身体会非常受用。但是如果长期应用糖皮质激素，或者滥用它，糖皮质激素就会变成魔鬼。

在免疫系统，由于大量的免疫细胞阵亡，细菌、病毒和真菌就得以在体内肆虐猖狂，侵蚀我们的肌体。

骨骼和肌肉在过多的牺牲后，肌肉萎缩、伤口愈合迟缓，乃至骨质疏松、骨坏死将接踵而来。

脂肪、蛋白质在被过度消耗后，向心性肥胖、满月脸和类固醇性糖尿病也不可避免。

消化道、心血管、眼睛和中枢神经系统都可能对你说"不"！

特别提醒：儿童长期使用糖皮质激素会影响生长发育，导致生长停滞。

如何发挥糖皮质激素天使的作用，减少它魔鬼的特性呢？

这就涉及糖皮质激素的使用理由。要根据不同疾病，慎重权衡利弊，正确选择激素类药物。

激素有口服的、静脉注射的，当然也有吸入用的。

呼吸道的疾病通常使用吸入性糖皮质激素，不论是急性期还是缓解期。

吸入糖皮质激素安全性比较好，不会像口服或静脉给药，使药物在人体内随血液的流动到处逛而产生全身性激素反应。吸入方式用药对气道炎症的控制是最有效的。

激素并非猛如虎，当用则用之。目前可供选择的吸入性糖皮质激素有丙酸倍氯米松、布地奈德和氟替卡松，以气雾剂、干粉剂或溶液形式吸入。

但要注意的是，身体在享受激素带来的舒适时，不良反应往往也在角落里伺机而出。

在即将告别本节之际，如果要对人间飘落的"天使"——糖皮质激素说一句临别赠言，我想说的是，它是一把"双刃剑"，既能杀敌，亦可伤己，对于临床医生来说极具挑战性，不过该亮剑时就亮剑。

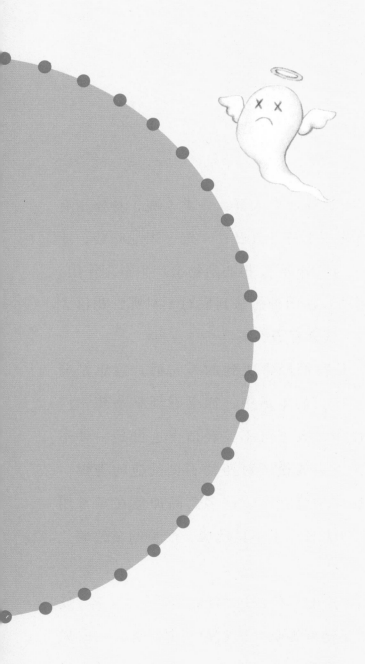

第九章　是药三分毒

张瑞

我们身边是不是有这样两类人群：一类人呢，身体稍有不适就开始吃药，不管适不适合自己，一把一把地吃药；还有一类人呢，坚信"是药三分毒"，担心药物会产生毒副作用，生了病硬挺着也不用药。这两种做法到底对不对呢？相信大家阅读完这一章，心中就会有了答案。

"是药三分毒"是我们经常听到的一句话，意思是药物都有一定的毒性。在我们生活中，如果看到某些药物广告声称无任何毒副作用，大家可不要轻信，这可是一种不负责任的说法，会让大家放松了对药物不良反应的警惕。要知道药物的不良反应始终存在，许多药品即使在正常用法用量下，也会使部分患者产生不良反应，严重的会致畸、致残，甚至死亡。

1957年，由德国生产的一种新药"沙利度胺"（又名"反应停"）对孕妇怀孕早期妊娠呕吐的治疗效果显著，一时风靡欧洲、加拿大、日本和澳大利亚等地区，在临床上被大量使用。但在短短的几年里，全球出生了上万例海豹肢畸形儿，给无数家庭带来了毁灭性的灾难。调查研究发现，导致这些畸形儿的罪魁祸首就是当时风靡全球的沙利度胺。一时间，沙利度胺由宠儿变成了弃儿。

沙利度胺事件是个很惨痛的教训，该事件之后，新药的安全性评价变得更为严格和规范，特别是对妊娠期妇女及婴幼儿的用药极为严格谨慎。即便是新药审批极为严格，由于药物本身的属性及个体的特异性，在正常剂量使用下，药物的不良反应也始终存在，千万不可大意。下面我们就来看看药物服用以后，除了毒副作用以外还可能会产生哪些常见的不良反应。

药物的常见不良反应

我们先从大家可能经历过的副作用来谈起吧。大家在服用感冒药以后是不是会感觉嗜睡、头晕？这就是药物的副反应。感冒药中的抗过敏成分可以缓解打喷嚏、流鼻涕等症状，但也会引起嗜睡。副反应是药物发挥治疗作用的同时，对其他器官造成的不良反应，是药物本身固有的药理作用，多数比较轻微也可以预料。大家对这种药物的副作用不用太担心，随着药物的代谢排出，这种作用很快会消失。

下面我们再谈谈过敏反应。过敏反应是人体免疫系统误将药物作为敌人来防御所产生的一些异常反应，比如大家熟悉的青霉素过敏。对青霉素过敏的患者接触青霉素后，可能发生皮疹、呼吸困难甚至是致命的过敏性休克。使用此类药物一定要先进行

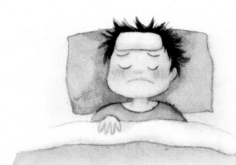

皮试，才可以使用。药物过敏与药物所用的剂量关系不大，与个人特异的体质有关，且表现方式和严重程度也不尽相同，往往不可预期。虽然说药物过敏没有办法预期，但过敏反应往往有一些典型的症状，比如皮肤瘙痒、出现红疹、喉咙痛、吞咽困难和发热等。用药后如果出现这些症状，可要立即就医哟。

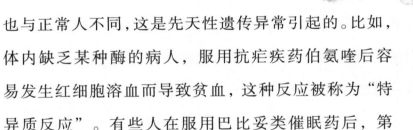

　　我们知道，少数病人对某些药物的反应特别敏感，反应性质也与正常人不同，这是先天性遗传异常引起的。比如，体内缺乏某种酶的病人，服用抗疟疾药伯氨喹后容易发生红细胞溶血而导致贫血，这种反应被称为"特异质反应"。有些人在服用巴比妥类催眠药后，第二天早上会有乏力困倦的现象，这种在停药以后体内仍有残留药理效应的现象被称为"后遗效应"。除了后遗效应，停药以后还有一种可能的现象发生，即原来的疾病症状会加剧，这种现象被称为"停药反应"。比如，长期服用可乐定降血压的病人，停药后的血压会明显回升，因此高血压的病人停药也需谨慎哟。

药物的毒副作用

　　最后我们来了解下药物不良反应中相对严重的毒副作用。药物的毒性就是由药物作用产生的对人体的损伤和危害，包括急性的呼吸系统和神经系统损害，对肝脏、肾脏的损害，甚至致畸、致癌等。对于一些肝肾损伤的患者，在正常使用剂量下，药物即可能产生毒性作用，如果药物剂量过大或者体内药物蓄积过多时，毒性反应更容易产生。所以一般药物如果用量适当，恰中病情，可以治愈疾病；若超量服用或使用不当，可能产生危害，甚至危及生命。

　　中药在我国的应用历史悠久，传统观念认为中药为纯天然制品，不良反应小，而忽略了其潜在的毒性。其实中医对药物的毒副作用早有认识，我国古代文献对药物毒性的记载也非常丰富。《黄帝内经》将中药分为大毒、常毒、小毒、无毒四种，配伍禁忌中的"十八反"是指某些中药合用会产生剧烈的毒副作用。因此，中药本身及配伍不当都会产生毒性。

　　目前，对中草药的毒理学还未有广泛而深入的研究，而且中药成分复杂，其中有效成分和有毒成分相互制约，进入人体后除发生治疗作用外，还可能发生可知或不可知的不良反应。近年来，由中药引起的肝肾损伤的报道也屡见报端。所以服用中药的时候千万不要觉得中药是天然成分就忽略了其毒性作用，一定要按照医嘱服用。另外，琳琅满目的保健品也不可以自行过量服用，还是要听从医生的建议，对症服用。

毒副作用对身体的伤害

肝脏是最容易受到药物损害的器官，这是因为肝脏是药物代谢的主要场所，大多数药物需要通过肝脏的转化排出体外。虽然肝脏具有强大的物质代谢和生物转化功能，但大量药物的蓄积也给肝脏带来了沉重的负担。药物性肝损伤可无症状，也可出现乏力、恶心、呕吐，重症者可出现黄疸甚至肝功能衰竭。能引起肝损伤的药物很多，如常见的消化系统药物奥美拉唑、雷尼替丁，解热镇痛药物阿司匹林、对乙酰氨基酚，四环素类抗生素、红霉素等。

我们知道肾脏是人体重要的排泄器官，人体代谢产生的废物、化学物质及各种药物都需要通过肾脏排泄，因此肾脏也是药物毒性作用常见的靶器官。药物性肾损伤早期可能出现蛋白尿，随着病情发展则会出现肾功能减退，严重的会导致肾衰竭。引起肾毒性的药物也不少，有卡那霉素、庆大霉素，解热镇痛药物阿司匹林、对乙酰氨基酚，以及含马兜铃酸的中药等。

对于儿童而言，药物的耳毒性也是不容忽视的。每年我国约有三万名儿童因为用药不当而陷入无声的世界，药物致聋已成为我国聋儿的主要发病原因之一。氨基糖苷类药物是一类常用的抗生素，包括新霉素、链霉素、妥布霉素等。氨基糖苷类药物都有耳毒性，儿童误用可能会引起听力下降甚至耳聋。1999 年，我国卫生部颁布的《常用耳毒性药物临床使用规范》中就已明确规定孕妇及六岁以下儿童禁用氨基糖苷类抗生素。另外像常见的阿司匹林、氯霉素等也有耳毒性，儿童用药也应尽量避免误用。

新药上市前的安全关

看到这儿，大家已经知道药物安全性有多重要了，如果一个药物虽然能治疗疾病，但有很强的毒副作用，比如前面提到的沙利度胺，其毒副作用造成的损害远大于其治疗效果，弊大于利，也会被弃用。为了确保药物的安全性，在临床前对药物进行系统全面的毒理评价极其重要。下面就让我们走上新药研发之路，看看一个新药的成功上市需要闯过多少安全关。

第一关：临床前毒理学研究。新药的临床前毒理学研究又称安全性评价，包括短期和长期的一般毒性试验以及遗传毒性、生殖毒性，以及致癌性试验等。没有通过安全性评价的药物的上市之路也将戛然而止。另外，毒理学中有几个重要的概念对我们理解药物的毒性也很有帮助，即药物的有效剂量、中毒剂量和致死剂量。中毒剂量远远高于有效剂量的药物是相对安全的，两者越接近就越容易产生毒性，而中毒剂量低于有效剂量的，就是毒药了。

第二关：临床试验。大家知道，动物和人对药物的反应性及代谢过程等方面存在着种属差异，动物病理模型只是模拟人类疾病，但二者并不完全相同。因此，药物最终能否上市使用还需要经过临床试验这一关。为了确保安全性，首先在健康志愿者身上进行 I 期临床试验，以判断人体对新药的

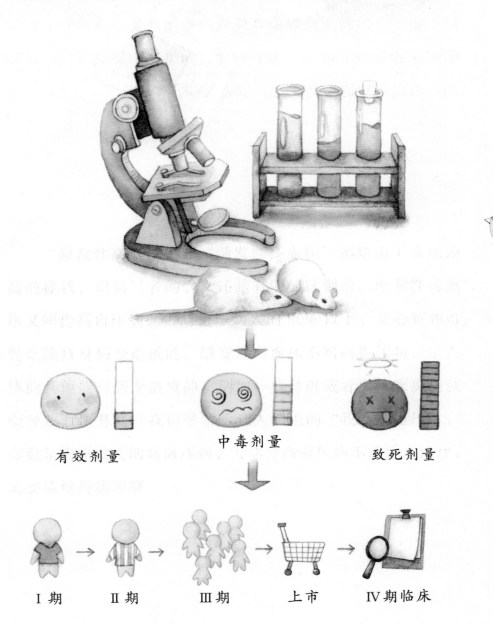

有效剂量　　　　中毒剂量　　　　致死剂量

I 期　　　II 期　　　III 期　　　上市　　　IV 期临床

耐受程度。II期临床试验在患者身上进行，以初步判断新药的疗效和安全性。III期临床试验进一步扩大病例范围，确证药物的治疗作用和安全性。通过III期临床试验的药物终于可以上市了，但对于药物不良反应的检测从来不会停止。IV期临床试验是对上市后药物的检测，如果药物投放市场广泛使用后出现严重的不良反应，也会被停止使用。

以毒攻毒，毒物成药

可能有人要问了：那毒物能不能作为药物使用呢？答案是肯定的。很多我们通常认为的毒物都可以当作药物使用，比如砒霜是众所周知的毒物，不少人谈砒霜而色变，令大家意想不到的是，砒霜可是挽救急性早幼粒细胞白血病病人的救命药呢！我国古老的中医就对砒霜的药用价值有记载，认为它可用于癣疮、哮喘、疟疾等疾病的治疗，可谓"以毒攻毒"。20世纪90年代，专家研究发现，砒霜的主要成分三氧化二砷，适用于急性早幼粒细胞白血病，联合应用全反式维甲酸和三氧化二砷可治愈90%的急性早幼粒细胞白血病，他们的发现拯救了无数白血病患者的生命。除了砒霜，采用以毒攻毒治疗顽症的药物可不少，比如蛇毒能溶栓，治疗脑梗、心梗；氮芥能治疗肿瘤。所以，很多"毒"又可以作"药"！

我们把目光再放回到本章开始谈到的沙利度胺，是不是沙利度胺毒副作用这么大，从此就销声匿迹了呢？事实并非如此。科学家们并没有放弃对沙利度胺作用机制的探索，在经过了更加严谨的临床试验之后，美国食品药品监督管理局在 1998 年批准了沙利度胺用于麻风结节性红斑的治疗，又在八年后，也就是 2006 年，批准沙利度胺用于多发性骨髓瘤的治疗。除此之外，沙利度胺在风湿性关节炎、自身免疫性红斑狼疮等难治性疾病的临床研究中都显示出了很好的疗效。

正确理解，合理用药

看了沙利度胺"大反转"的精彩故事，相信大家对"是药三分毒"有了更深刻的认识了吧。药物是用于预防和治疗疾病的化学物质，而毒物是以较小的剂量作用后产生有害作用的化学物质。其实，世界上没有绝对的有毒物质和无毒物质，药物和毒物之间也并没有绝对的界限，在特定情况下，药物和毒物间也可以互相转化，关键在于两点：所摄入的剂量与是否对症。

其实我国古代的医书中就有对药物和毒物关系的阐述，《医法圆通》中有"病之当服，附子大黄砒霜皆是至宝；病之不当服，参芪鹿茸枸杞皆是砒霜"的论述，即"有是故，用是药"。其核心思想是药证相符、对证用药，有些毒性强的药物比如附子、大黄、砒霜，只要有相应病证，药证相符，就可以应用，不会出现危险；反之，如果药证不符，即使是公认无毒的补益药，比如人参、黄芪、鹿茸和枸杞也会成为害人的毒药。

好了，本章的药物和毒物之旅也快结束了，这次的人体

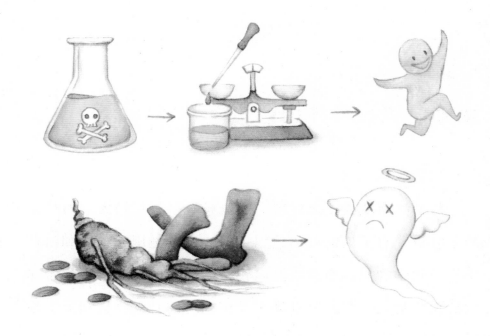

旅行是不是很惊险？原来药物进入人体后除了治疗我们的疾病，也可能会对身体产生各种各样的毒副作用呢。本章讲了这么多药物的毒副作用，大家是不是对药物产生了恐惧感，生了病也不敢服药了？其实大可不必，所有药物在上市之前，都要进行严格的临床试验，绝大多数的药物是安全的，不能因为担心药物的不良反应而"因噎废食"，延误疾病的治疗。但也切忌不经医生的指导擅自用药，自行用药风险很大，有些人治病心切，以为多吃药病好得快，自行加大服药量，或几个药一起吃，这样药物产生毒副作用的可能性也会加大。因此，生了病，药不能不吃，也不能滥吃，大家记住"是药三分毒，用药需谨慎"哟！

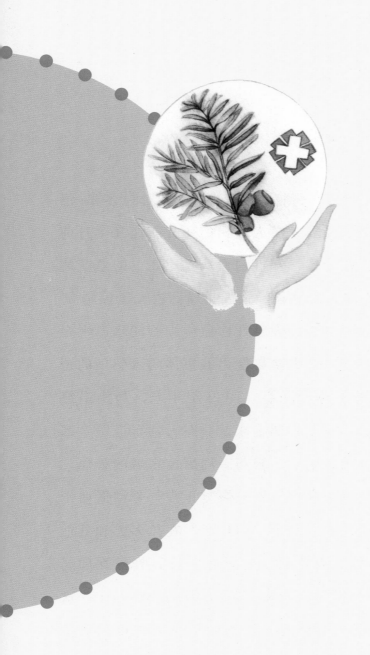

第十章　呼唤新战友——　新药研究和开发

侯丽娜

除了每天清晨需要打开药瓶吞下四粒"神药"，拉多娜·洛波莎的生活和其他老人无异，没人敢相信死神就在几个月前曾降临过。半年前，作为慢性髓性白血病（CML）的急变期患者，疯狂的骨髓造血干细胞让最强的止痛药也无法控制60岁的拉多娜的蚀骨疼痛。她的脾脏在白血病细胞的攻击下在肋下像个小南瓜般凸起。毫无防御能力的机体陷入感染的恶性循环，引起反复的发热和恶心。1999年年末，当她最终加入诺华公司的"STI571"Ⅲ期临床试验时，甚至连医生都担心无力回天。但奇迹发生了，服药一周后拉多娜的骨痛、发热和恶心消失了，血液中白细胞数恢复正常，骨髓造血干细胞在服药三个月后锐减。由于"STI571"在拉多娜和其他数百名试验组患者身上的神效，美国食品药品监督管理局（FDA）加速批准了诺华公司这一药物用于治疗CML。这种药被命名为格列卫。格列卫所创造的生命奇迹得到举世赞叹，正如格列卫的广告词所说，"时间是生命的礼物"，

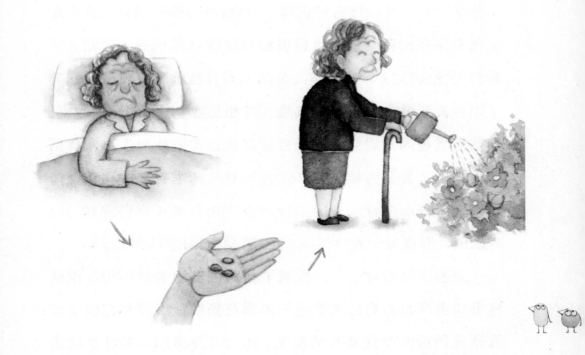

人类对生存时间的渴求永远是新药研发最原始的驱动力。世界卫生组织的《2018 世界卫生统计报告》显示，人类寿命较过去一个世纪大幅提高，创新药物对此功不可没。然而，新药研发的艰巨也注定其历程必是人类与疾病斗争的史诗。朋友们，我们一生中总会与药打交道，如果你有兴趣，下面请跟我一起浏览新药创制的过程，了解新药研发背后的故事吧。

纵观人类新药研发的历史，上下不过两百年，大致划分成三个时期。从 19 世纪中叶制药工业兴起到 20 世纪五六十年代，药学家们用从自然界提取或人工合成的化合物去试探能治什么病，这就像有了钥匙，试开存在的锁。到了 20 世纪七八十年代，药学家们可以根据基础研究发现的机理相对明确的 "靶点"（致病的重要环节）设计药物，这就像我们有了锁再去配钥匙。2000 年以后，随着人类基因组测序的完成，新药研发进入了以病人为核心的时代，就是从病人出发找到致病缺陷（如基因缺陷），设计针对性药物，这被称作个体化医疗、精准医疗、基因治疗。这就相当于从原先所有人用一把锁，变成每个人每种病一把锁，寻找对应的钥匙。

上述 "锁钥理论"，概括了新药研发的大致历程，说到这里，大家是不是已经很想知道新药到底是怎样从实验室走入药房的呢？当代新药研发是一个平均耗时 10 年以上的漫长过程，大致分成四个阶段：药物早期探索阶段、临床前研究阶段、临床试验阶段和审批上市阶段。药物早期探索阶段的主要工作包括找疾病、定靶点、选候选药等，这阶段时间不固定。要从浩如烟海的基础研究成果中选取最有开发价值的先导药物并不是一件容易的事情，而且这只是万里长征的第一步。候选药物确定后，新药研发就进入临床前研究阶段，主要工作包括动物试验，临床前的安全性研究等。这是一个需要多学科协作的时期，如药物合成工艺、制剂、毒理学、药理学、药代动力学等。这一过程通常需要 3 至 6 年的时间。由于动物试验只能发现 1/3 到 2/3 的不良反应（哪怕是人类的近亲猴子也不行），人体试验是验证药物有效性和安全性的唯一途径。候选药物通过临床前试验后，需要向药监部门提交新药临床研究申请，开展临床研究。临床试验分Ⅰ、Ⅱ、Ⅲ期，试验人数逐期递增，根据试验结果的优劣决定是否推进，这一阶段通常耗时6—7年。到了临床试验阶段可谓大浪淘沙，Ⅰ期成功率为65%左右，Ⅱ期为35%左右，Ⅲ期仅为20%左右，累算到最后"通关"的只剩不到10%。生产并上市后还需要Ⅳ期试验进一步验证药物的安全性、有效性、不良反应等。这样，历经四个阶段约10年以上的时间，一款新药才能正式身披战甲，成为守护人类健康的勇士。

　　新药研发可谓要历经"九九八十一难"，在四个阶段中任一处出现较大失误整个流程都将被推倒重来，而且新药研发极其"烧钱"。电影《我不是药神》就在不停地拷问：新药为什么这么贵？也许一颗药片的成本只有几毛钱，药厂在研发过程中的投入却是天价。药监部门批准的药平均每种都需耗资10亿美元以上，耗时10至15年。为药品定价并不是只考虑药物的生产成本，还要考虑研发投入加上专利保护年限和市场需求。只有这样，制药公司才有资本驱动力将大量的人力、物力和财力源源不断地投入新药创制中，人类才有希望攻克顽疾，这种对全人类健康的贡献也是无法用金钱来衡量的。

　　新药研发是艰巨的、严谨的、残酷的，但同时新药产生的背后也充满了人类和疾病抗争的别样动人时刻。

坚持创造奇迹

赫赛汀，一种针对 *Her-2* 基因阳性乳腺癌的靶向药，1998 年至今仍能保持 60 亿美元的年销售额。可当年，基因泰克公司曾几度将其抛弃。

基因泰克公司的科学家乌尔里希和加州大学洛杉矶分校的肿瘤学家丹尼斯·斯拉蒙，合作锁定了乳腺癌的启动基因 *Her-2*，并进一步找到了候选药物。然而当二人摩拳擦掌准备"升级打怪"时，基因泰克公司看着其他药厂在抗癌药研发上纷纷折戟，决定不投钱了（第一次抛弃）。乌尔里希黯然离开，剩下斯拉蒙孤军奋战。斯拉蒙忍受了冷落和白眼，"死缠烂打"地向泰克公司要到微薄的经费，3 年后竟然把"赫赛汀"造出来了。可是，泰克公司仍觉得这不值得投入（第二次抛弃）。斯拉蒙这只打不死的"小强"，在慈善家的帮助下募集了 37 名妇女开始临床试验，却最终只有 5 个人坚持完成了 6 个月的试验，其中一人被治愈。患者脱离太多，试验宣告失败。然而幸运的是，这名治愈的案例引来了乳癌患者和媒体的狂热炒作，基因泰克公司因此被迫重新启动临

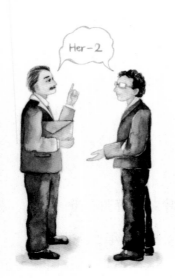

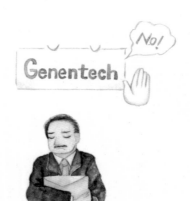

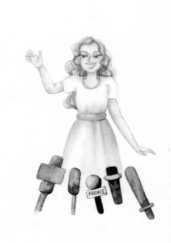

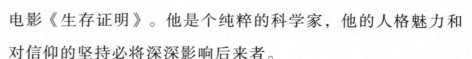

床试验，并最终取得了
伟大的成功。上市后功
臣斯拉蒙分文不取，继
续留在加州大学。斯拉
蒙的故事后来被拍成了
电影《生存证明》。他是个纯粹的科学家，他的人格魅力和
对信仰的坚持必将深深影响后来者。

抗癌与环保之争

　　紫杉醇是 FDA 批准的第一个植物来源的化学药物，20
世纪下半叶举世瞩目的抗癌明星。抗癌作用被发现之前，紫
杉树籍籍无名。

　　1966 年，化学家们从紫杉叶中分离出了一个有活性成
分——紫杉醇。紫杉醇可作用于细胞的有丝分裂（一个变两
个，两个变更多）环节，使分裂后的两个细胞不能独立分开（成
为连体细胞），从而使其"固化"死亡，而肿瘤细胞恰恰是
有丝分裂旺盛的细胞，这就达到抗肿瘤的目的。然而，每13
千克紫杉叶只能萃取出半克紫杉醇，萃取效率低到等同于大
海捞针，远远满足不了药物临床试验研究和后续生产的需求。
而且紫杉醇的结构非常复杂，被戏称为只有自然界才能调制
出的"怪物"，因此化学合成紫杉醇的路也走不通。同时，
紫杉醇植株主要分布在从美国加利福尼亚州北部到阿拉斯加
的原始森林中，要生长一百多年才成熟，并且不易繁殖。砍
伐这样珍稀的树木必然会遭到环保主义者的声讨。救人还是
保树，成了那个时候争论不下的问题。最后，美国国立癌症

研究所的药物化学家们找到了紫杉树的近亲——浆果紫杉，从它的叶子中分离出与紫杉醇类似的化合物，再经过巧妙的四步有机合成，使其变成紫杉醇，大大提高了生产率。重要的是浆果紫杉在欧洲非常普通，叶子摘取后可重生，所有的问题迎刃而解，环保和抗癌之争告终。FDA 在 1992 年底批准使用紫杉醇治疗卵巢癌和多种恶性肿瘤。药学家们制备紫杉醇的巧思充分体现了人与自然和谐共存的理念及人类超凡的智慧。

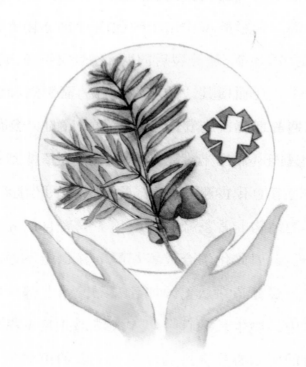

魔鬼变天使

20世纪60年代，由于导致了一大批"海豹畸形婴儿"出生，"反应停"这个名字几乎让人闻风丧胆。

事隔41年，新基公司在1998年竟然让这个"臭名昭著"的"毒药"东山再起，成为治疗麻风结节性红斑的药物在美国上市。事情的转变源于一名以色列医生的偶然发现。1964年，这位叫雅各布·谢斯金的以色列医生惊奇地发现，一位麻风病人在服用反应停后痛苦症状很快得到了缓解。在全球举行的多项临床试验随即证实反应停能改善90%以上受试者的病情。对麻风病人来说，反应停无异于"神药"。反应停以商品名沙利度胺在1998年再度进入市场，由于不良反应的限制，FDA与药厂精心设置了药物配送体系，确保悲剧不会再出现。活性更强且没有致畸性的第二代药物来那度胺，具有抗肿瘤、免疫调节和抗血管生成等多重作用，2006年被FDA批准用于全球第二大血液肿瘤——多发性骨髓瘤的治疗。

反应停的华丽转身堪称"老药新用"的典范。由于新药开发的天价费用和高风险，科研人员和药厂时常会把目光投到已上市的"老药"身上，也包括那些在临床试验中失败、没能顺利上市的药物。拓展"老药"的适应证是非常流行的做法。"老黄瓜刷绿漆"对新药研发来讲是既省时又省钱的策略，当然，想要取得成功还需要很多运气。

人类在新药研发的过程中，既收获了上帝的礼物，也遭遇了挫折。尽管在恶性肿瘤、艾滋病等重大疾病方面，药物研发已经创造了一个个的"重磅炸弹"，但是也在更多的疾病面前举步维艰。就阿尔茨海默病来说，老龄化的世界已悄然降临，但人类至今还是没有解开阿尔茨海默病的致病密码。药企研发的治疗药物，均在临床试验中折戟沉沙。利来、默克、辉瑞等全球大药厂前仆后继，几百亿美元打了水漂。自1998年以来仅有四种新药获得FDA批准，但这四款药仅是对症治疗，对中晚期患者临床效果不甚理想。不过值得振奋的是，2019年11月2日，中国药监局批准了我国自主研发的原创新药——甘露特钠的上市申请，甘露特钠可以改善轻至中度病人的病情，中国科学家填补了这一领域的空白，给该领域的新药研发的未来带来曙光和鼓舞。

我们的脚步从未停歇，只要有疾病在威胁人类的健康，药学家就会兵不卸甲地战斗在制药的第一线，他们有"舍我其谁"的精神，他们有"朝闻道，夕死可矣"的信念。朋友们，你是否感觉热血沸腾，也想加入这场战斗呢？不管你现在是否正在这个领域，药物研发是一个综合性、多学科的巨大工程，未来也许你的努力也能帮助我们找到新战友呢！